精神鑑定への誘い

精神鑑定を行う人のために、精神鑑定を学びたい人のために

著

安藤久美子

星 和 書 店

Seiwa Shoten Publishers

2-5 Kamitakaido 1-Chome
Suginamiku Tokyo 168-0074, Japan

注：本書で紹介した事例は，個人のプライバシー保護の観点から，
　　趣旨を損なわない程度に改変しています。

はじめに

　日本の司法システムはこの10年間で大きな変革を遂げてきました。

　たとえば，精神医療分野では，2005年に心神喪失等の状態で重大な他害行為を行った者の医療及び観察等に関する法律（医療観察法制度）が施行されたことがあげられます。これは，精神の障害により他害行為を行った者に対して治療と支援を提供することにより社会復帰を促進させようという法律です。

　厚生労働省によれば，施行からの約10年間（2005年7月15日〜2014年12月31日）に医療観察法のもとで裁判所の審判を受けた者は約3500名にのぼっており，そのうち，入院処遇決定を受けた者が約2248名，通院決定を受けた者が約495名と報告されています。また，すでに約1200名の対象者は医療観察法による処遇を終了し，再び重大な他害行為を行うことなく，社会復帰を果たしています。これまで十分に目が向けられてこなかった司法患者の処遇にはじめて正面から取り組むことになったことは，これまでの日本の司法精神医学の歴史からみても画期的なことといえます。

　また，司法分野での大きな変革としては，2009年から施行されている裁判員制度があげられます。裁判員裁判は，裁判員と裁判官の協働により，国民にとっても理解しやすく，迅速な裁判を実現するために導入された制度です。

　最高裁判所によるデータによれば，2016年2月末までに選定された裁判員候補者は累計で82万5千人と報告されており，そのうち，約5万人の国民が，実際に裁判員としての選任を受け，重大な事件の判決に携わってきました。

　すなわち，かつてはまったく無縁とさえ思われていた「司法」や「刑事

裁判」の世界というのは，もはや国民にとっても医療関係者にとっても，より身近なものになっているといえます。

そして，こうした変革と連動して，急速に関心を高めているのが精神鑑定です。

医療観察法制度の施行により年間約200件の治療反応性の鑑定が行われるようになり，裁判員制度施行後は，刑事司法精神鑑定の件数が2.5倍以上になっています。あなたのところにも，ある日，突然「精神鑑定をお願いしたいのですが……」という一本の依頼の電話がかかってくるかもしれないのです。

こうした背景を踏まえ，本書は，もしも精神鑑定の依頼を受けたらどうするのか，という議題に答えるところからはじまっています。

そして，本書の最大の目的は，これから刑事精神鑑定に取り組もうとしている医師，まだ鑑定経験の少ない医師，あるいは精神鑑定のなかで心理検査という重要な役割を担う心理士や，鑑定助手として精神鑑定に携わるすべての職種の方が，精神鑑定とは何かということを理解し，実践できること，そして最終的に精神鑑定書を完成させるにあたって，実際に役に立つ一冊となることです。そのため，本書の構成は，精神鑑定を始めるにあたっての鑑定人，あるいは鑑定助手としての心構えや，必ず知っておくべき司法システムに関する知識を序として，実際の精神鑑定と同様の進行で，鑑定面接や身体検査，心理検査の実施方法について説明しています。精神鑑定書の作成方法に関する章では，項目別に解説し，具体的な書き方だけでなく考えるべきポイントについても示しています。最後の公判における鑑定人尋問のあり方については，著者の経験を踏まえ，裁判員裁判でのプレゼンテーションを意識した内容としました。こうした鑑定人の立場からみた尋問のあり方について知っておくことは，検察官や弁護士などの法曹関係者にとっても有用なのではないかと思います。

また，鑑定面接のトレーニングとして実際に行ったワークショップの内容は，精神鑑定にかかわらず，一般の臨床能力，面接能力を高めるためのトレーニングにも直結するものとなるでしょう。

こうして完成した本書が，精神鑑定に携わるすべての人にとって有用なガイドとなり，充実した鑑定作業の礎となるだけでなく，ひいてはそれぞれの臨床能力を高める作用をももたらすものとなることを期待しております。

目　次

はじめに　iii
イントロダクション　xi

第1章　過去も未来も真実を見つけるのは難しい … 1

過去を占う？　未来を占う？　1
問題：あなたは何を想像しますか　2
問題を通して言いたかったこと　6

第2章　思い込みは冷静な判断を鈍らせる … 7

エーデルワイスの話　7
必要な情報は揃っているのか　8
3800通におよぶメールが意味するもの　9
ハガキから受ける印象は？　11

第3章　精神鑑定を始める前に … 13

精神鑑定のイメージは？　13
精神鑑定から得られるもの　15
増える鑑定留置の件数　17

第4章　精神鑑定を始める … 19

司法システムの流れ　19
精神鑑定の種類　22
刑事責任能力の判断の参考にする鑑定　23

第5章　精神鑑定の実施方法 … 25

Ⅰ．情報収集
精神鑑定の流れ　25

1. 鑑定依頼の断り方 25
2. 鑑定依頼の受け方 28
3. 資料の読み方 35
4. 鑑定場所の設定の仕方 42
5. 面接の仕方 46
6. 心理検査の仕方 53
7. 医学的検査の仕方 65
8. 情報収集の仕方 71
9. 家族面接の仕方 71

Ⅱ．鑑定書の作成とまとめ
10. 鑑定書の作成の仕方 73
11. 鑑定人尋問の受け方 79
12. 鑑定の終結 83
13. 鑑定意見のまとめ方 84
精神鑑定の実施方法の総まとめ 86

第6章 鑑定人は何をみているか　91

精神医学の診たてと治療 91
精神疾患を診断するにあたって 92
精神科診断に関する考え方 94
医学的な病名と犯罪行為は異なる 97
よく依頼される鑑定事項 98
鑑定の考察にあたっての7つの着眼点 99

第7章 精神鑑定書：作成の実際　103

鑑定書書式 103
精神鑑定書ポイント別アドバイス 107

第8章 裁判員制度における鑑定人の役割　111

鑑定人は情報の提供者 111
説明が難しいと感じる精神障害は？ 111
裁判員に"わかりやすい"説明であること 113
責任能力判断をサポートする 120

第9章　ワークショップ
「犯行」前の記憶をたどる／「犯行」までの精神状態を聞き出す ………………… 123

　演習にあたって　123
　演習1：記憶を引き出す　125
　演習2：動機を引き出す　126
　演習の進め方　126
　意見交換　128
　話を聞くこと・聞かれること——それぞれの立場から考える　135
　事例とともに考える　139

第10章　被害者鑑定における面接 ……………………………………… 147

　被害児童に対する面接のポイント　147
　被害児童にとっての前提を理解しておく　150
　被害児童の特徴についても理解しておく　151
　記憶について　152
　被暗示性について　153
　年少被害児童から話を聞くための場面設定　154
　事前の確認事項　155
　話を聞くための原則（はじめに意識しておきたいこと）　156
　話を聞くために　157
　感情的な反応に対して　160
　沈黙／「わからない」が続いたら　161
　道具の活用　162
　被害児童への面接の場合のクロージング　163
　子どもの面接は難しい　163

第11章　被鑑定人から学ぶ——被告人たちとの対話 ………………… 165

　精神鑑定とは　165
　実際の像は報道とは異なる　166
　発達障害のケース　166
　知的障害のケース　171
　裁判になったケース　174

鑑別所でも……　176
　　捜査〜精神鑑定〜法廷における疑問　177

【付録】
　精神鑑定書　参考見本　179

イントロダクション

　精神鑑定というと，みなさんはどのようなイメージをお持ちでしょうか。たとえば，難しいとか，面倒くさいとか，時間がかかるとか，何をやっていいのかわからないといった声を聞くことがあります。
　しかし，これらは新しいことに挑戦するときに共通して抱くイメージで，決して精神鑑定に特化したことではありません。
　たとえば登山をする人の場合，おそらく難しいといわれる高い山を制覇したときほど，その達成感はひとしおでしょう。身近なパズルでも，複雑な課題を解いたときのほうが満足感も大きいのではないでしょうか。
　そう，困難だからこそはじめて得られるものもあるはずです。
　これからみなさんは新しい扉を開けるわけですが，心配する必要は全くありません。実は，そこにある世界というのは，これまで，みなさんが日常臨床における「人と人との対話」を通して築いてこられた世界と何も変わりはありません。
　被告人たちとの対話を通して，学び，与え，達成してください。
　では，一緒に精神鑑定の扉を開けてみましょう。

第1章

過去も未来も
真実を見つけるのは難しい

過去を占う？　未来を占う？

　これから，精神鑑定についていろいろと述べていきますが，最初に少し一緒に考えてみてください。
　あなたは当たると評判の占い師だとします。どちらを占う占い師になりたいですか？

未来を占う占い師ですか。
過去を占う占い師ですか。

　人によっていろいろな意見があるでしょうし，さまざまな理由が浮かぶと思います。たとえば，未来を占う占い師を選んだ方。あなたの理由には次のようなことがありませんか。

・その通りに暗示されて動きそうだから
・夢を与える感じがするから
・過去は，はずれるとすぐわかるから，未来のほうがいい

　未来を占うほうが，占われた人が言われた通りに暗示されて動きそうなので当たるのではないか。当たるかどうかは別としても夢を与える感じが

する。あるいは過去は占われている本人が知っていることなので，はずれるとすぐわかってしまうため，未来を占うほうがいいと思う人もいるでしょう。

一方，過去を占う占い師を選んだ方。あなたの理由には次のようなことがありませんか。

・その人を見ると当たりそうなヒントがあるから
・何かしら当てはまることがあるから
・先のことはわからないから，過去のほうがいい

たとえば，相談に来た人が悲しそうな顔をしていたら，「今，何か悩んでいることがありますね」と言えば，当たる確率は高いかもしれません。あるいは，悲しそうな顔をしていなくても「あなたは悩んでいることがきっとあるでしょう」と言えば，悩みなど全くないと答える人はまれでしょうから，「もしかしたらこの人は自分のことをよくわかっているのではないか」と，錯覚を起こさせることができます。もちろん，先のことはわからないので過去のほうが当たりやすいという人もいるでしょう。

理論物理学者のニールス・ボア博士は，「予測は非常に難しい。特に未来については」と述べています。これは当たり前のことです。この言葉から推察すると，ニールス・ボア博士は過去を占う占い師のほうがよいと思っていたかもしれません。

未来のほうが当たりやすいのか。過去のほうが当たりやすいのか。この課題を解決するため，もうひとつの問題を考えてみたいと思います。

問題：あなたは何を想像しますか

私たちは，日頃，断片的な情報だけで物事を判断してはいないでしょうか。確かに断片的な情報だけで物事を判断しなければならないこともあるかもしれません。しかし，それは時に大きな間違いをもたらすかもしれま

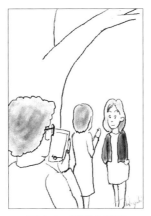

図 1-1　問題の場面

せん。

あなたは何を想像しますか？

　まずは図 1-1 を見てください。木の陰で男性がスマートフォンをのぞきこんでいるようです。
　もし，ある男性のこのような場面に遭遇したら，あなたは何を想像しますか？

1. 指名手配犯を見つけた男性
2. 女性を盗撮しようとしているストーカーの男性
3. スマートフォンでメールを読んでいる男性
4. 公園で女性と待ち合わせしている男性
5. 娘を心配するお父さん

　ここにいくつかの例をあげました。このなかにはあなたの想像に当てはまるものはありましたか？　もちろん，もっと他にもいろいろな想像ができると思います。

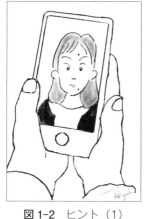

図1-2 ヒント（1）

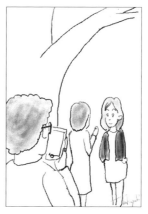

図1-1 問題の場面

では，もっと情報が必要だという人のために，次のヒントを提供します（図1-2）。

あなたは何を想像しますか？

男性が持っているスマートフォンの画面が示されています。
どうやら，立ち話をしている女性の写真を撮っていたようです。
このヒントから，何かわかったことがありますか？

まだ情報が足りないという人のために2つ目のヒントを提供します（図1-3）。

図1-2と図1-3の2つのヒントから，何かわかったことがありますか？
先ほどあげた例をもう一度みてみましょう。

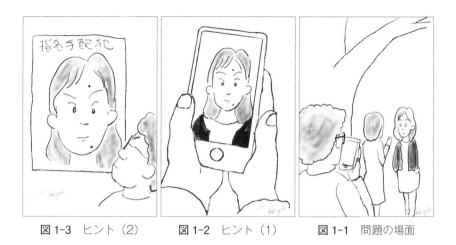

図 1-3　ヒント（2）　　図 1-2　ヒント（1）　　図 1-1　問題の場面

あなたは何を想像しますか？

1. 指名手配犯を見つけた男性
2. 女性を盗撮しようとしているストーカーの男性
3. スマートフォンでメールを読んでいる男性
4. 公園で女性と待ち合わせしている男性
5. 娘を心配するお父さん

男性が指名手配犯のポスターを見ています。問題の場面はどんな場面だったことがわかりましたか。

1. 指名手配犯を見つけた男性

ヒントとなる情報を得ることで最初に示した図 1-1 の男性の行動の意味も理解できたのではないでしょうか。実は，この男性，公園で見かけた女性がたまたま見ていた指名手配犯の女性であることに気がついて，その証拠を撮影して，警察に通報しようとしていたのでした。

しかし，もしも図 1-1 の情報しかなかった場合には，選択肢 1 〜 5 のど

の可能性も考えられます。ですから，最初に示した図1-1の情報だけで判断するのであれば，選択肢1～5のどの解釈であったとしても，決して間違いではありません。

問題を通して言いたかったこと

　この問題を通して言いたかったことは，**断片的な情報から，自分の想像だけで判断することは大きなリスクを伴うかもしれない。特に，他人の過去を推測することは難しい**ということです。ニールス・ボア博士は，未来の予測は難しいと言っていましたが，過去のことを推測するのもやはり同じように難しいのです。過去に関する答えはたった一つしかありません。たくさんのピースのなかから，一つだけの答えを探し出すのは困難な作業です。

　そう考えると，最初に提示した，過去を占う占い師のほうが当たりやすいのか，未来を占う占い師のほうが当たりやすいのかという問いへの答えは，どちらも難しいというのが結論になります。

　精神鑑定は，他人の過去を推測するような作業の連続といっても過言ではありません。では，どうしたら少しでも正しい答えに近づけるのでしょうか。それは，正しい情報をたくさん集め，さまざまな可能性を考えて慎重に検討することです。そうすれば，単なる推測よりも正しい答えに近づけるはずです。

　たとえば，p.3の図1-1の絵を見ただけでも，この絵の男性が少し前に指名手配犯のポスターを見ていたことを知っていれば，もしかしたら指名手配犯と関係しているのかなと推理を働かせることができたかもしれません。しかし，この男性が盗撮癖のある人だと聞いていたとしたら，または，いつもこの公園を女性との待ち合わせ場所に利用していると聞いていたとしたら，もっと別の答えを選んでいたのではないかと思います。つまり，ここでは正しい情報を収集することの重要性と広い視野での慎重な検討が大切であることを示しました。

第2章

思い込みは冷静な判断を鈍らせる

エーデルワイス^(注1)の話

　これはある精神科医から聞いたエピソードで，非常に身につまされた話です。ある統合失調症の患者さんが診察に来ました。統合失調症の主な症状には幻聴や妄想があります。患者さんのなかには，眠れないという訴えをされる方も多くいます。

　この統合失調症の患者さんも，「先生，眠れないんです」と訴えていました。どうしたのかと聞くと「毎日，夕方になるとどこからともなくエーデルワイスの音楽が聞こえてきてそれを合図に『ガッシャーン』と大きな音がして，監視体制が始まるようになったので恐ろしくて恐ろしくて……。それで眠れないんです」と言うのです。患者さんは長い統合失調症の治療歴のある人でした。過去には幻聴や妄想の症状も出現していました。そうした過去を考えると，患者さんの訴えを聞いた医師はどう思うでしょうか。

　今，不眠が生じている。その不眠の原因は，エーデルワイスの音楽を合図に監視体制が始まることだと言う。これは，もしかしたら再び幻聴が聞こえ，被害妄想に発展してしまったのではないか。病状が悪化しているか

（注1）**エーデルワイス**：リチャード・ロジャースによって作曲されたアメリカ合衆国のミュージカル『サウンド オブ ミュージック』の挿入歌。

もしれない。そう考え，睡眠薬を少し追加しようとか，幻聴や妄想を抑える薬を増量しようとするかもしれません。

その医師も処方の増量を決めました。2週間後，またその患者さんが受診してきました。「先生，やっぱり眠れないんです。エーデルワイスの音楽を合図に……」

それを聞いた医師は前回の処方ではまだ少し足りなかったのではないかと考えて，再び薬を増量するかもしれません。でも，実はこの話には裏がありました。本当にその地域では防災のために，最近になってから夕方にエーデルワイスの音楽を流すようになっていたのです。また，近隣宅では，その放送が流れると窓のシャッターを閉めるようにしていたため，「ガッシャーン」と大きな音がしていたようなのです。

医師は患者さんの訴えを聞いて，不眠が生じている，しかも幻聴や妄想があるかもしれない，それならば薬を増やそうと考えます。しかし，それは勝手に私たちが思い込んでいるだけなのかもしれません。この患者さんには幻聴や妄想があり，現在，病状が悪化している。そう勝手に思い込み，患者さんに不要な薬を投与してしまっているのかもしれないのです。

必要な情報は揃っているのか

エーデルワイスの話でお伝えしたかったことは，その場で聞いたストーリーは，こちら側の思い込みで，もしかしたら真実は違っているかもしれないということです。性急な判断をすると誤った答えである可能性があります。いつも他の可能性の仮説を考え，自分の考えを変える柔軟性を持つことが大切です。先ほどの例では，あらゆる可能性を考え，患者さんの妄想ではなく，本当にエーデルワイスが聞こえるのかもしれないという仮定を私たち側が持っておけば，答えは全く違ったものになったかもしれません。

「**過去も未来も真実を見つけるのは難しい**」。これは，実は精神鑑定の場合にも非常に大きく関係しています。精神鑑定では，事件と精神障害の関

第 2 章　思い込みは冷静な判断を鈍らせる　9

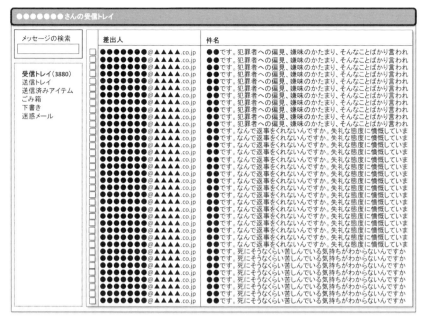

※画面は実物を参考にしたイメージです。

図 2-1　3800 通あまりのメール

係を明らかにすることが一つの使命となっています。しかし，事件と精神障害の関係は，現在のことではなく過去のことです。たくさんあるピースの中からたった一つを見つけなければいけない難しい作業をしているのです。だからこそ，「**過去も未来も真実を見つけるのは難しい**」ということを念頭に置いて，鑑定に臨んでほしいと思います。

3800 通におよぶメールが意味するもの

　これは，私が受け取った 3800 通あまりのメールです（図 2-1）。
　私が精神鑑定を行った人物から来たものです。あまりのメールの量の多さに，このメールアドレスは使えなくなってしまい，結局，そのアドレスは閉鎖しました。すると，今度はハガキが送られてきました（図 2-2）。しばらくすると 2 通目のハガキが届きました（図 2-3）。

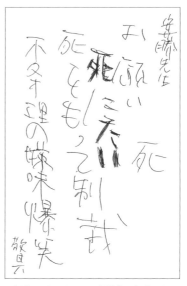

※個人のプライバシー保護等の観点から，実物を参考にしたイメージを示しています。　　　　※個人のプライバシー保護等の観点から，実物を参考にしたイメージを示しています。

図 2-2　1通目のハガキ　　　　　　　　　　図 2-3　2通目のハガキ

　この2通目のハガキには「死をもって制裁」と大きく書かれています。こうしたハガキや手紙がその後にも何十通か届きました（図 2-4，図 2-5）。

　精神鑑定では，いわゆる犯人と何回も面接を重ねたり，診察や検査を行ったりしながら，犯人に精神の障害があるかどうか，また，その精神の障害が事件にどのように関係していたのかについて細かく調べる作業を行います。また，犯人の人物像，つまり犯人の人となりについてもじっくり観察します。そうして得られた結果を報告書としてまとめ，最終的には検察や裁判所に報告します。また，私は以前には，受刑者の矯正施設(注2)でも勤務していましたから，凶悪な犯罪者らと出会うことも多く，もしかすると，何らかのかたちで恨まれるようなこともあったかもしれません。

　この手紙を送ってきた人物は殺人を犯した人でした。ハガキの様子からは，だんだん感情がエスカレートしていく様子がわかると思います。

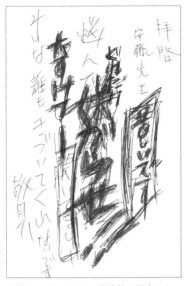

※個人のプライバシー保護等の観点から，実物を参考にしたイメージを示しています。

図 2-4　その後のハガキ（1）

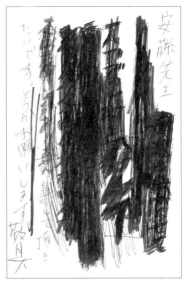

※個人のプライバシー保護等の観点から，実物を参考にしたイメージを示しています。

図 2-5　その後のハガキ（2）

ハガキから受ける印象は？

あなたは，これらのハガキから，どんな印象を受けましたか？

「怒り」というのが，ストレートな印象かもしれません。受け取った私も最初はそう思いました。しかし，私たちは勘違いしているかもしれません。

ハガキをよく読むと，図 2-4 のハガキには「たすけて」という言葉が書

(注 2)　**矯正施設**：犯罪を行った者や非行少年を収容し，改善・矯正のための各種プログラムを用意している施設。狭義では，法務省所管の刑務所，少年刑務所，拘置所，少年院，少年鑑別所及び婦人補導院のことをさす。広義では法務省所管の施設のほか，厚生労働省所管ないし都道府県立の児童自立支援施設や，民間団体の運営による犯罪者更生施設（フリースクール）などの国公私立施設も含む。

かれています。図 2-5 のハガキには「本当に申し訳ありません。許して頂きたいです。どうかお願いします」と書かれています。

つまり，これらのハガキで伝えたかったことというのは，私への謝罪と懇願だったのです。

図 2-5 のハガキの大きな字の部分は，赤いボールペンで書かれていたのですが，ハガキに穴があくほどの強い筆圧で書かれていて，非常に攻撃的な印象を受けます。しかも，彼は過去に殺人を行っています。そうした情報だけから想像すると，恐怖感を抱いたり，あるいは脅迫状ではないかと勘違いしてしまうかもしれません。だからこそ，私たちは，相手の状況をよく知り，そして周囲の情報を多角的に精査することが大切です。自分の思い込みによる解釈によって答えを性急に判断したり，最終的な結論を歪めてしまうようなことがないように，注意深く慎重に分析することが必要なのです。

1. 過去も未来も真実を見つけるのは難しい
2. 思い込みは冷静な判断を鈍らせる

精神鑑定を行う際にも，常にこうした視点を頭の片隅に置いたうえで，取り組むことが大切です。

# 第3章

精神鑑定を始める前に

精神鑑定のイメージは？

　厚生労働省によれば，2014年における診療科別にみた医療施設に従事する医師数のデータでは，精神科医の割合は全体の5.1%であることが示されています（厚生労働省 平成26年 医師・歯科医師・薬剤師調査の概況．http://www.mhlw.go.jp/toukei/saikin/hw/ishi/14/dl/gaikyo.pdf）。全体の医師のなかの5.1%ですから，決して多い割合ではありません。通常，精神鑑定の依頼を受けるのは精神科医ですが，この5.1%の精神科医のなかでも精神鑑定の経験がある医師はごくわずかと言ってもよいでしょう。ではどうして多くの精神科医は，精神鑑定を引き受けたがらないのでしょうか。

　まず，若手の精神科医たちに対して，精神鑑定のイメージについてインタビューしてみたところ，いくつかの答えが返ってきました。最も多かったのは，「難しい」「何をすればいいかわからない（鑑定を勉強する場がない）」という意見がありました。確かに，大学の医学部教育の中で司法精神医学に関する講義はほとんど行われていないのが現状です。また，精神科医になってからでも，精神鑑定の手法を教わる機会というのはあまりありません。

　同じ質問を，実際に精神鑑定の経験がある精神科医に聞いてみたところ，「忙しい」「時間がかかって（作業が）大変」「鑑定人尋問（証人尋

問）が嫌（苦手）だからやりたくない」という意見が聞かれました。この鑑定人尋問（証人尋問）というのは，裁判になった際に公判^(注3)の場に出て，自分が行った精神鑑定の結果などについて，裁判官や裁判員制度^(注4)の場合であれば裁判員の方々に報告したり質問を受けたりする手続きのことを指します。たとえば，証人尋問では，被疑者・被告人^(注5)に責任能力^(注6)があるという検察側にとって有利と思われる精神鑑定の結果を出した場合には，弁護側からは鑑定書の盲点をつくような質問や鑑定結果の根拠となった前提事実について記憶を試されるような質問を受けることがあります。逆に，責任能力がないという弁護側にとって有利な精神鑑定の結果を示した場合には，検察側から答えに窮するような質問をされるかもしれません。

こういったことから，昔から法廷での証人尋問をいやがる精神科医は少なくありませんでした。裁判員裁判がはじまってからは，鑑定人を糾弾するような質問をすることは，かえって裁判員の心証を悪くするおそれがあるとして，近年は尋問の雰囲気が少し変わってきました。それでも，ひとりで法廷の真ん中に立ち，どのような質問を受けるのかハラハラしたり，すべての発言が記録され，証拠となり，裁判の結論にも影響を及ぼす可能

(注3) **公判**：刑事訴訟において，裁判所，検察官，被告人（弁護人）が訴訟行為を行うために法廷で行われる手続。公判のために開かれる法廷のことを公判廷という。
(注4) **裁判員制度**：国民に裁判員として刑事裁判に参加してもらい，被告人が有罪かどうか，有罪の場合どのような刑にするかを裁判官と一緒に決めてもらう制度。国民が刑事裁判に参加することにより，裁判が身近でわかりやすいものとなり，司法に対する国民の信頼の向上につながることが期待されている。日本では 2009 年から導入された。国民が裁判に参加する制度は，アメリカ，イギリス，フランス，ドイツ，イタリアなどでも行われている。
(注5) **被疑者・被告人**：警察などの捜査機関から犯罪の疑いをかけられ捜査の対象になっているのが被疑者（容疑者）。そこで容疑が固まり，検察官から起訴されると被告人となる。
(注6) **(刑事) 責任能力**：犯罪を行った者には刑罰を受けなければならない法律上の責任がある。ただし，刑法第39条では「心身喪失者の行為はこれを罰しない。心神耗弱の行為はその刑を軽減する」と定められている。心神喪失の場合は責任能力がないと見なされ無罪。心神耗弱の場合には責任能力が十分でない（部分責任能力）と見なされ刑が軽減される。

性のある証人尋問に苦手意識をもつ精神科医は少なくありません。

また,「そもそも精神鑑定で犯罪者に接することが怖い」,「鑑定の結果が,被疑者・被告人の一生にも係わることを考えると,責任が重いので引き受けたくない」という意見もありました。

さらには,「ひとつの論文を書くくらい大変な作業なのに,学術的な業績にはならない」という意見もありました。本鑑定という正式な鑑定では2〜3カ月の時間をかけてじっくり行いますので,確かに時間もかかりますし,精神障害の有無について精査したり,動機を明らかにするために,本人の深い精神病理について理解するためにはたくさんの文献を検索するなどのかなりの労力を費やします。

こういったネガティブなイメージのほうが大きいので,なかなか精神鑑定の引き受け手がいないというのが現状です。

一方で,2015年4月から,日本司法精神医学会では学会認定の認定精神鑑定医制度をスタートさせました。これを機に精神鑑定に興味をもってくれる若手精神科医が増えるのではないかと期待しています。

精神鑑定から得られるもの

しかし,精神鑑定に取り組むことによって得られるメリットもあります。

先ほどから述べてきた「真実を突き止める」という作業には,莫大な時間と労力が必要となります。被疑者・被告人がどのような動機で事件を起こしたのかを細かく探っていくと,その過程には精神の障害が係わっていることもあれば,それだけではなく自らの性格あるいは生い立ちなどが複雑に影響していることもあり,一筋縄ではいきません。しかし,それをやり遂げることこそが自身の臨床能力を高めることにもつながるのです。

さまざまな精神病理,その人の人となりを作り上げた状況,そして感情や精神の流れというものが事件とどう結びついたかについて深く考察していくことは,精神鑑定人として,あるいは精神科医としての醍醐味ともい

えます。

　また，精神鑑定では，診断についても必ず質問されます。被疑者・被告人をどう判断したのかという診たてに関する質問です。これにより自分の精神科医としての診断能力を試されるわけですが，精神鑑定を通して，根拠に基づいて精緻に診断する"クセ"を身につけておくことは，自ずと診断する力を向上させることにつながります。精神鑑定では，珍しい遺伝子疾患や，代理ミュンヒハウゼン症候群，ピロマニア（放火癖），あるいはまた詐病といった通常の臨床業務ではあまり遭遇することのない病態に接することも，精神科医としての経験の幅を広げることになります。

　さらには，通常の臨床の場面では，同じ業界の人たち，すなわち医療分野の専門家たち以外とはあまり接触する機会がありません。精神鑑定の場合は，全く分野の異なる法律の専門家の方々とも一緒に仕事をすることになりますので，自分の知識や経験の幅が広がるというメリットもあります。

　特に裁判員裁判では，一般の方々にも精神障害や，精神障害と事件の関係について，丁寧かつ簡潔に説明しなくてはなりません。これを繰り返すことにより，精神科の病気について専門家以外の人たちも十分に理解できるように説明するという力が確実に身についていきます。こうした経験を積むことは，通常の精神科臨床の中で，患者さんのご家族などに病状を説明する際にも非常に役立ちます。そして，鑑定人尋問（証人尋問）では，精神鑑定の中で自分が考え判断した最終的な結論について説明したり，その説明のなかで，法曹三者からわかりにくい点や理論的におかしい点などについて質問されたり，ときには非難されることもあります。これは臨床場面では，ケースカンファレンスのプレゼンテーションに似ているかもしれません。ときに厳しい質問や反論を受けることもありますが，自分の考えだけが正しいわけではありません。別の専門家の目から見た意見や質問を受けるというのは，自分自身の判断を検証することができるだけでなく，疑問や批判に対して論理的かつ冷静に説明する力を高めることにもつながります。

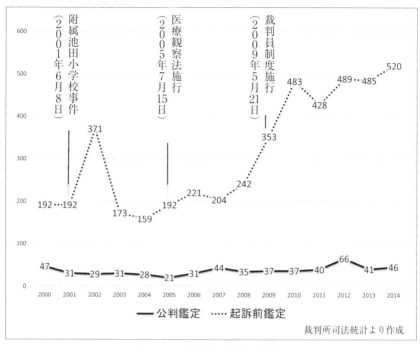

図 3-1　鑑定留置件数の推移

　精神鑑定はたしかに難しく，大変な作業ですが，そうした精神鑑定の経験を重ねていくことによって，精神科医としての自分の総合力を高めることにもつながっていくのです。

増える鑑定留置の件数

　1年間で何件の精神鑑定が行われているのかという正確なデータは，私たちの手には入りません。図 3-1 は，鑑定のために被疑者・被告人を留置したことを示す鑑定留置[注7]の件数です。上方にある折れ線グラフに

(注7)　**鑑定留置**：精神鑑定のために期間を定め施設で身柄を拘置する。その期間は勾留の執行が停止されたと見なされる。

注目してください。これは起訴前に行う本鑑定のために行われた留置の件数です。この件数がそのまま鑑定を行った件数というわけではありませんが，ほぼ同じ推移をたどっていると考えてください。

　グラフの左端の2000年の値を見ると，年間に約200件の起訴前鑑定が行われていました。2001年6月に，大阪池田小学校の事件^(注8)がありましたが，その翌年は鑑定留置の件数が倍に増え，371件になっています。

　その後，2005年7月に医療観察法^(注9)が施行されました。これを境にグラフは右上がりになり，2009年5月に裁判員制度が施行された後はさらにその件数が増え，2014年には年間520件の精神鑑定が行われています。2000年には1年に200件に満たない数でしたので，全国でも精神鑑定を引き受ける医師は限られていました。近年はそれが2.5倍に増えているわけですから，これまで精神鑑定を行ってきた医師に鑑定を依頼しているだけでは追いつきません。ですから，まだ経験の浅い若い医師や，これまで精神鑑定にはあまり携わってこなかった医師たちにも，「精神鑑定をお願いできませんか」という依頼が来る時代になっているのです。精神鑑定は他人事だと思っていると，ある日，自分のところにも依頼の電話がかかってくるかもしれません。そのときにどう返答しますか。精神鑑定をやってみようと思えるかどうかを判断するうえでも，まずは精神鑑定がどのようなものであるのかについて知ることは大切だと思います。

　ちなみに，このグラフの下方の濃い線は，起訴後に行われる公判（公判前）鑑定の件数です。これは概ね40件前後で推移していますが，近年はわずかに増加しているような印象も受けます。

(注8) **大阪池田小学校の事件**：2001年，大阪教育大学附属池田小学校に男が侵入し，児童8人を殺害，教諭を含む15人が重軽傷を負った事件。男には通院歴があり，当初精神障害者を装っていたが，精神鑑定の結果，責任能力を減免するような精神障害はないとされ，死刑が確定した。
(注9) **医療観察法**：罪を犯した精神障害者を，特別の治療施設に隔離して特別に治療し，再び罪を犯すことのないようにするという法律。正式の名称は「心神喪失等の状態で重大な他害行為を行った者の医療及び観察等に関する法律」という。2003年7月に成立し，2005年7月施行された。

第4章

精神鑑定を始める

司法システムの流れ

　精神鑑定の実際について述べる前に，基礎的な知識を整理しておきます。

　まずは，どういう経緯で精神鑑定が行われるのかについて見ていきます。

　次の図は左から右に「事件発生」から「社会復帰」までの流れを示しています（図4-1）。事件が発生すると，警察が捜査を行い，被疑者を検挙・逮捕[注10]します。この時点で何らかの精神障害があることが推測されれば，精神保健福祉法24条通報[注11]により保健所に通報され，措置診察が行われます。その結果，精神障害の症状のために自傷他害のおそれがあると判断された場合には，措置入院というかたちで，非同意による治療が開始されることがあります。

　一方で，この時点では精神障害があるかどうかがわからない場合や，精神障害が疑われたとしても捜査のための留置には耐えうると判断された場

（注10）**検挙・逮捕**：検挙は，警察などが犯人を割り出し，被疑者として取り調べること。逮捕は原則として逮捕状を持って拘束すること。

（注11）**精神保健福祉法24条通報**：精神保健福祉法では，患者本人に対して行政が命令して入院させる措置入院の規定がある。そのためには「通報」が必要とされ，次の3つの場合がある。一般市民による通報（23条）。警察官による通報（24条）。検察による通報（25条）。

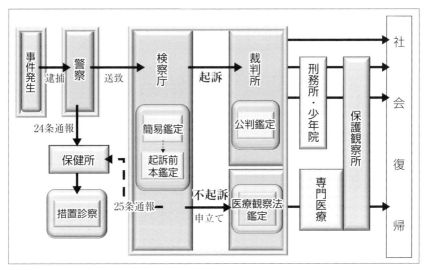

図 4-1　司法システムの流れ

合，または重大な事件である場合などでは，この時点では特に医学的な判断を受けることはなく，そのまま検察庁に送致されます。ただし，一部のケースでは措置入院をしながらも書類上，検察庁に送致されることもあります。

　検察庁に送致されると，今度は検察官によって事件の捜査が進められるのですが，そうした取り調べの過程で，精神障害が疑われるような言動を示していたり，事件時は何らかの精神症状があって事件を起こしてしまったのではないかという疑問が生じたり，あるいは，事件前後の行動や事件の動機が不可解でよくわからないといった疑問が生じた場合などには，起訴前に簡易鑑定あるいは起訴前本鑑定が行われます。

　そして，被疑者が精神障害によって事件を起こしたことが明らかで，事件時には責任能力がなかったなどと検察官が判断した場合や，ごく一部ではありますが，訴訟能力といって裁判の意味を理解し，法廷の場にたってみずから単独で有効に訴訟を継続することが難しいと判断したような場合には不起訴となります。池田小学校の事件でも，被告人には過去に精神科

医療の治療歴があったため，精神の障害が原因となって事件を起こしたのではないかということが問題となり，精神鑑定が行われました。このケースでは最終的には責任能力に影響を及ぼすような精神障害はなかったと判断されました。しかし，現実には，過去に精神障害の既往歴や治療歴があることなどを理由に不起訴となった人が，十分な専門的治療を受けないまま社会復帰することになった結果，再び同じような犯罪が繰り返されるようなケースが存在していました。そこで，精神の障害により心神喪失等を理由に不起訴や無罪となったケースについては，きちんと国が責任をもって治療や社会復帰を促進させようという目的のもと，医療観察法という制度が作られました。医療観察法では，その他害行為を行った人物（医療観察法ではこれを「対象者」と呼ぶ）に対して，あらためて治療の必要性などに関する精神鑑定を実施したり，社会復帰調整官という法務省に所属するソーシャルワークなどの専門家が対象者の生活環境などに関して精密に調査を行ったりします。そして，生活と医療の両面で対象者を支えることにより，再び同様の他害行為が起こらないように防止するとともに対象者の社会復帰を援助しています。

　では，検察官が被疑者を起訴できるだろうと考えた場合には，どうなるでしょう。起訴とは検察が裁判所に審理を求めて提起することをいいます。また，この段階で「被疑者」という呼称は公訴された人物ということで「被告人」に変わります。

　次に，起訴された段階で，裁判官がもう一度，被告人の精神の状態や事件との関係についてよく考えたほうがよいのではないかと判断した場合には，公判の過程でも精神鑑定が行われることがあります。図4-1のなかで，公判鑑定と書かれている部分です。ただし，2009年に裁判員制度が施行されてからは，一定の重大な犯罪については裁判員裁判が適用されることになりました。

　裁判員裁判では，できるだけ裁判を迅速に行うべく，公判が始まる前にさまざまな手続きを終了し，公判自体は3～5日程度で実施するようなシステムになっています。そのため，もし精神鑑定を行う必要がある場合に

は，公判が開始される前の段階，すなわち公判前手続の中で実施されることがほとんどですので，正確に表現すれば，この中には公判前鑑定と公判鑑定が含まれています。

　こうして裁判による審理を経て，判決が下され，実刑の場合には刑務所等に収容され，執行猶予や保護観察処分の場合には，社会内で生活しながら社会復帰を目指すことになります。

精神鑑定の種類

　説明が少し前後しますが，精神鑑定は大きく3つに分けられます（**表4-1**）。

　1つ目は，刑事事件に関する責任能力について精査する「刑事責任能力鑑定」です。

　2つ目は，医療観察法による治療の必要性などについて精査する「医療観察法鑑定」です。医療観察法については，先にもすこし触れましたが，重大な他害行為を起こしてしまったけれども，その他害行為は精神障害の影響によって行われたもので責任能力が問えない。したがって，起訴することは難しいと判断された者等について，検察官が地方裁判所に医療観察法の申立を行うところから始まります。申立を受けた裁判所は，特定の資格をもつ精神科医に対して，医学的な観点から治療が必要なのかどうか，そしてもし治療が必要ということであれば入院して治療したほうがよいのか，通院による治療でも可能なのかといった点について鑑定を依頼し，その後の処遇を判断するための参考にします。なお，この医療観察法鑑定の中には不起訴や無罪となった人たちだけではなく，起訴が猶予された人，裁判によって実刑判決を受けなかった人なども含まれます。

　3つ目は「民事精神鑑定」です。このなかにはたとえば財産の管理ができるかどうか判断したり，もしも管理能力がないのであれば誰がそれを代行するのかといったことを制度化した成年後見制度[注12]に関する審判のために実施される精神鑑定や，そのほかにも，損害賠償請求，遺言能力に

表 4-1 精神鑑定の種類

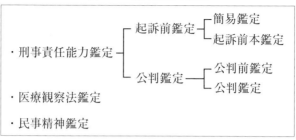

関する鑑定など多数あります。

刑事責任能力の判断の参考にする鑑定

　刑事責任能力鑑定は，裁判になったときにその人に責任能力が問えるかどうかを判断する精神鑑定です。具体的には，事件時の精神障害の有無や事件時の精神の状態から判断します。

　起訴前に行われる鑑定には，「簡易鑑定」と「起訴前本鑑定」の 2 種類があります。「簡易鑑定」は，「起訴前本鑑定」の前に，任意捜査の一環として被疑者の同意を得て，通常 1 〜 2 時間程度の面接によって行う鑑定です。その結果によって，被疑者に対して正式な鑑定を実施して精査する必要があるのか，それとも正式な鑑定までは行わなくても起訴するにあたっては大きな問題がないかといった簡易的な判断をするための精神鑑定です。通称，簡易鑑定と呼ばれています。現在行われている精神鑑定総数の約 9 割を占めており，年間 2000 件以上行われているといわれています。

　そして，起訴前本鑑定と公判鑑定を合わせたものが「正式鑑定（本鑑定）」です。刑事訴訟法に基づき，検察官あるいは裁判官から鑑定留置許

（注 12）**成年後見制度**：精神上の障害があり判断能力が不十分なために，財産管理や契約などの手続きが困難な者に対し，本人の行為の代理または行為を補助する者を選任する制度。2000 年に民法の改正により禁治産制度に代わるものとして設けられた。

可を得て行います。これは2～3カ月という時間をかけ，詳細な面接や心理検査，身体検査を行います。鑑定留置とは鑑定のための留置のことをいい，留置施設や拘置所(注13)あるいは医療機関などに留置され，精神鑑定人が鑑定を行うことになります。これらは未決拘禁者（被疑者・被告人）を収容する施設です。留置施設は各都道府県の警察署が管轄しており，拘置所は，法務省が管轄しています。本鑑定はほとんどの場合，拘置所で行われます。

　最後に簡単にまとめますと，起訴前本鑑定は，捜査段階で検察庁の委嘱により行われる精神鑑定で，大きな目的としては，検察官が被疑者を起訴するか，不起訴とするかを判断するための補助となります。一方，公判鑑定は，起訴された後，公判の段階で，あるいは裁判員裁判対象事件では公判前整理手続きの段階で，裁判所の命令によって行われる精神鑑定です。その目的は裁判官や裁判員が被告人の責任能力の有無などを判断したりするための材料となります。

　以上のとおり，精神鑑定にも多くの種類がありますが，本書では主に刑事責任能力に関する「起訴前本鑑定」「公判（公判前）鑑定」について解説していきます。

(注13) **留置施設と拘置所**：留置施設は各都道府県警察内に設置されており，「留置場」「留置所」とも呼ばれる。全国に約1300カ所ある。拘置所は法務省の施設機関。全国に8カ所あり，東京には，東京拘置所（東京都葛飾区小菅）と立川拘置所（東京都立川市泉町）の2カ所がある。

第5章

精神鑑定の実施方法

I．情報収集

精神鑑定の流れ

　精神鑑定業務の受託から終了までの流れを全体を通してわかりやすく説明していきます。

　精神鑑定の依頼を受け，受託すると，事件に関する資料を受け取り，その資料を読み込むところから作業が始まります。そして，被疑者・被告人が現在どこに留置されていて，これから数カ月間にわたりどのように面接を進めていくかを考えます。実際の面接のなかでは，被疑者・被告人からさまざまな話を聞くだけでなく，身体検査や心理検査を行ったり，さらには被疑者・被告人以外の関係者からも情報を収集したり，家族への面接も行います。それらの情報をすべて統合させて精神鑑定書を作成します。完成した精神鑑定書は検察庁あるいは裁判所に提出し，最後に，提出した鑑定書に対して法廷で尋問を受けて業務は終了となります。

　では次にその過程を一つずつ説明していきます。

1．鑑定依頼の断り方

　精神鑑定の依頼は，たとえば「○○地方検察庁です。精神鑑定をお願い

したいのですが……」という一本の電話から始まります。

　精神鑑定を勧める一方で，このようなことを言うのはおかしいかもしれませんが，最初に"鑑定の断り方"について触れておきます。依頼の電話がかかってくると，つい断りきれずに受けてしまいがちになります。しかし，これまでにも述べてきましたように精神鑑定には，かなりの時間と労力が必要となります。もし中途半端な取り組みになってしまいますと，自分自身も不完全燃焼となりますし，何よりも被疑者・被告人の不利益になってしまう可能性もあります。ですから，自分できちんと2～3カ月かけて精神鑑定をやり通す自信と時間がない場合には，安易に引き受けずに丁寧にお断りしましょう。断ったからといって，検察庁や裁判所との関係が悪くなるということはありません。事情を説明して，次の機会に引き受ければよいのです。

　また，あまりに多忙ななかで鑑定を引き受けることも，おすすめしません。なぜなら，精神鑑定では面接時間にどれだけ費やせるかがとても重要になるからです。診断とその説明だけであれば数回の面接でも「精神鑑定書」としてはある程度のものができるかもしれません。しかし，最後の法廷での証人尋問でさまざまな質問を受けた際に，本当に自信を持って，被疑者・被告人のことについて答えられるでしょうか。おそらく中途半端な面接では本人についてよく知っているという状態にはなっていません。もし尋問の際にしどろもどろな返答しかできなければ，裁判員たちにも「鑑定人は被告人や事件のことをきちんと理解しているのだろうか」といった不安を抱かせることになり，結局は自身の信頼を失うということにもなりかねません。それゆえ，あまり多忙な状況では鑑定を引き受けないほうがよいこともあるのです。

　また，鑑定人1人だけで精神鑑定を行っている医師もいますが，できることなら鑑定助手と協力して実施したほうがよいと思います。さらには，鑑定の途中や終盤で同僚やベテランの医師らの協力を募ってカンファレンスを開き，自分の診たてや考え方について偏ったところはないかなど話し合える機会をつくることをお勧めします。こうして鑑定の中立性や診断の

妥当性などを客観的に検証できるよう常に努力することこそが重要だと考えています。そのため，著者の場合には，自分自身のスケジュールだけでなく，鑑定助手の協力の有無やカンファレンスの時期などもある程度調整したうえで，鑑定を引き受けるようにしています。ただし，カンファレンスなどを開く場合には，参加者に対して守秘義務の遵守を徹底し，資料を配布した際には必ず部数を確認して回収するなど情報の漏洩には十分な注意を払うことが必要です。万が一，鑑定資料の内容が流出したりした場合には，秘密漏示罪で告訴・告発されることもあります。

　また，鑑定事項には通常「精神障害の有無とその診断名」という項目が含まれています。これは単純に精神科診断に関する質問事項ではあるのですが，ときに自分の専門とは異なる分野の診断についても依頼されることがあります。たとえば，「この少年には発達障害が疑われるのですが，鑑別も含めて鑑定をお願いできますか？」という依頼があったとします。自分が思春期の少年の診療経験が少なく，また「発達障害」についてもそれほど詳しくなかった場合を考えてみましょう。特に少年犯罪の場合には単に診断名を付すことだけではなく，思春期心性から事件の動機を分析したり正常発達との偏位についても丁寧に説明したりする必要があります。そのため，あまり経験のない分野の鑑別などを依頼された場合には，その分野に精通している医師に協力を仰いだり，より適切と思われる鑑定人を紹介してもよいかもしれません。ただし，あまりにも高度にその分野の専門家でありすぎることはかえって誤った最終判断につながることもあるため注意する必要があります。たとえば，認知症が疑われるケースには認知症の専門医を，てんかんが疑われるケースにはてんかんの専門医を，といった基準で鑑定人を選別すると，診断については間違いないかもしれませんが，「司法」という観点での判断が不十分な場合があります。精神鑑定とはあくまでも事件に関する責任能力を判断するための参考資料を提供することが一番の目的ですので，精緻な診断は必須ではありますが，並行して障害と事件の関係や責任能力という観点についても客観的に中立を保って判断できるかどうかということが重要となります。

2. 鑑定依頼の受け方

さて，鑑定依頼に対して「わかりました。お引き受けいたします」「そうですか。ではよろしくお願いします」ということになりますと，いよいよ鑑定が始まります。

鑑定の依頼を受ける際には，あらかじめいくつか取り決めておかなければならないことがあります。

依頼主に対する確認事項

確認事項としては，主に次の6つがあります（**表5-1**）。

(1) 事件の概要

はじめに事件や被疑者・被告人の概要について確認します。ただし，はじめから詳細な個人情報まで聞いてしまいますと，自分には難しいケースだなと感じたときに「やはり断ります」とは言い出しづらくなりますし，丁寧に説明していただいた相手にも失礼になりますので，著者の場合には最初の段階では，ある程度の概要のみにとどめて確認するようにしています。

(2) 鑑定事項

次に必ず行うことは鑑定事項の確認です。検察庁や裁判所，あるいは弁護士などの依頼主が，精神鑑定のなかでどのようなことを求めているのかを明確にしておく必要があります。そして，概ねの鑑定期間やスケジュールの確認と鑑定助手の確保，また実施する身体検査の種類，特殊な検査の必要性などを見積もったうえで，自分の置かれた環境・条件でも鑑定が可能と判断した場合には，正式に鑑定を引き受けることになります。

表 5-1　依頼主に対する確認事項

1. 事件の概要（事件，本人）
2. 鑑定事項
3. 鑑定を求める理由
4. 依頼主側で特に調べてほしいこと
5. 事件関係者（自分との関係の有無）
6. 被鑑定人の立場（起訴前＝被疑者／起訴後＝被告人）

(3) 鑑定を求める理由

　近年は，動機が不可解な事件が起こるとその背景に精神障害が隠れているのではないかといった懸念から，精神鑑定が依頼されることがあります。少年審判の場合には，動機の解明自体を主たる目的として精神鑑定が行われることもあります。相手が鑑定に何を求めているのか。精神の障害が疑われるので鑑定を求めているのか。一見，精神の障害はなさそうだけれども，過去に精神科への入通院歴などの治療歴があるから念のため鑑定を行うというものなのか。そういった依頼主側の意図をよく確認しておきます。この点を明確にしておかないと，最後に鑑定書として意見をまとめて報告する際や，証人尋問の際に相手からの質問に的確に答えることができません。そういった意味でも，鑑定事項と鑑定を求める理由については，初期の段階から整理しておくとよいでしょう。

(4) 依頼主側で特に調べてほしいこと

　また，依頼主側から特に調べてほしいことについて具体的に要望されることがあります。たとえば，再鑑定ケースのように2回目の精神鑑定を実施する場合には，1回目の鑑定結果を踏まえたうえで，今回の鑑定では新たにこの点に焦点を当てて調べてほしいといった要望を受けることがあります。また，事実自体がはっきりしないままで鑑定を求められることもあります。たとえば，放火事件の被告人が事件時のことを覚えていない（あるいは思い出せない）と主張している場合，居眠りをしていて過って煙草

の火がついてしまった失火なのか，故意にライターで火をつけた放火なのかが鑑定時点ではわからないことがあります。このような事実認定がなされていない事件の場合には，もしも失火だった場合は当時の精神状態が事件に与える影響はどうなのか，故意だった場合には意見は変わるのかというように場合分けをしたうえで各々の意見を述べるようにと要望されることもあり，複雑な検討が必要となります。

(5) 事件関係者

そのほかにも，鑑定人自身が被疑者・被告人とこれまでに特定の関係にない人物であることも確認しておく必要があります。鑑定人を引き受けた後に，自分の勤務する病院に通っていた患者さんだったという事実がわかったりする場合があります。その場合，必ずしも鑑定人に適さないというわけではないのですが，何らかの形で利害関係の発生を指摘される可能性もあるので，依頼主にも関係を説明し鑑定人としてふさわしいかどうかについての判断を仰ぐとよいでしょう。もちろん，自分が被疑者・被告人の（元）主治医であるという場合には，中立性が担保しにくいということもありますので，倫理的に考えても刑事事件の鑑定人を引き受けることは避けたほうがよいでしょう。

(6) 被鑑定人の立場

また，被鑑定人が起訴前＝被疑者の段階なのか，起訴後＝被告人の段階なのかについても鑑定資料の入手方法や制限が異なるため，確認が必要です。起訴前は捜査の過程で行われている鑑定であり，起訴後の鑑定は裁判の中で行われている鑑定です。鑑定に必要な資料を入手する際には，たとえば公判前（あるいは公判中）に行われている鑑定は裁判所に依頼された鑑定ですから，検察官や弁護士から情報収集する場合であっても直接当事者に連絡するのではなく，裁判所を経由して「弁護士から事情を聞きたいので面接をお願いしたい」とか「検察官にこういった資料がないかを調べてほしい」などと依頼する必要があります。

表 5-2　取り決め事項

---
1. 鑑定期間（開始時期，提出期限，出廷時期など）
2. 拘置場所（身柄の移送の可能性など）
3. 鑑定入院の要否（途中で要請することもありうる）
4. 報告の方法（鑑定書の体裁，分量，法廷の形式など）
5. 費用の確認（鑑定料は依頼主側に相場があるようだが，別途入院費用や高額な検査などが見込まれるときなどは特に確認が必要）
6. 資料の受け取り方法など

　一方，起訴前の鑑定はその依頼主は検察庁ですので，担当検察官との話し合いだけで比較的簡単に情報収集することができます。

　なお，鑑定人が求めた情報がすべて手に入るというわけではありません。特に裁判所の依頼で行う鑑定では，当事者間で意見の相違があり，精神鑑定の前提となる資料に制限がある場合もあります。こうしたことからも被鑑定人の立場によって鑑定人として配慮すべき点が異なってきますので注意が必要です。

取り決め事項

　確認事項を踏まえ，鑑定を引き受けることになった場合には，次のような取り決め事項についても確認します（**表 5-2**）。

(1) 鑑定期間

　いつから鑑定を開始し，鑑定終了まで何カ月くらいの期間を要するのかを取り決めます。基本的に鑑定期間が長期化することは被疑者・被告人に不利益をもたらすため，あまり長くなりすぎないように留意する必要があります。通常は2（～3）カ月で実施することが多いようです。

(2) 拘置場所

　被疑者・被告人をどこに留置するのかという点も重要です。通常は拘置

所内で鑑定留置されることが多いのですが，ケースによっては警察署内の留置施設（留置所，留置場とも呼ばれる）の場合もあります。あるいは鑑定人の依頼により拘置所から留置施設への移送が許可される場合もあります。

また，著者の場合にも，遠方の事件の精神鑑定を依頼されることがありますので，たとえば，関西地方で起こった事件の精神鑑定を依頼された場合には，東京から関西に面接に行くわけにはいきませんので，東京都内の拘置所に身柄を移送してもらいます。もちろん，そうした場合には検察庁あるいは裁判所による手続きが必要になります。

(3) 鑑定入院の要否

通常は，被疑者・被告人が留置されている拘置所などに，私たち鑑定人が通うかたちで鑑定面接を行っています。しかし，被疑者・被告人を1週間〜1カ月くらいの一定期間のみ鑑定人自身が勤務している病院などに入院させて，その間に身体検査や集中的な鑑定面接を行うという方法もあります。

ただし，もし鑑定留置先を一般の病院内に移す場合には，鑑定入院中のセキュリティに関する問題があります。拘置所であれば高度なセキュリティ体制が確保されており，24時間体制で保安を専門とした職員が看守を行います。しかし一般の病院に身柄を移した場合には，看護スタッフはセキュリティスタッフではありませんので，万が一被疑者・被告人が逃走を図った場合の責任はどうなるのかといった問題も生じてきます。また，鑑定留置は施錠できる病室，すなわち保護室などを利用して行いますが，隣室では一般の患者さんたちが入院治療を受けているわけです。ことさら鑑定中の人であることを周囲の患者さんに伝える必要はありませんが，他の患者さんに与える影響などについても常に配慮しておく必要があります。そういった点から病院での鑑定留置の実施を避ける医療機関や鑑定人もいます（p.66 も参照）。

(4) 鑑定結果の報告方法

　鑑定結果の報告をどのように行うのかについても決めておく必要があります。近年は書面を一切使わず，口頭鑑定といって，法廷に出てすべて口頭で説明する方法が採用されることもあります。分厚い鑑定書を作ったけれども，裁判所としては分厚い鑑定書は証拠として採用しにくいので不要ですと言われてしまっては，時間と手間をかけて作成した鑑定書が無駄になってしまいます。しかし，だからと言って，ごく簡単なメモのみの鑑定書を作成していたところ，法廷では非常に細かい部分まで質問され，きちんと記録を残しておけばよかったと思うこともあるかもしれません。ですから，たとえ口頭鑑定を依頼されたとしても，自分なりにある程度の内容をまとめておく必要がありますので注意しましょう。

　法廷での尋問の形式については，対質(注14)といって2人の鑑定人をあえて法廷の場に立たせて，議論させるという方法を採用する場合があります。鑑定人を引き受けた時点ではそのようなことはつゆ知らず，実際に公判の場に呼ばれて行ったところ他の精神科医と議論をしなくてはいけない状況になったとしたらどうでしょうか。かなり面食らうと思います。ですから，法廷での尋問がどのような形式で行われるのかについてもあらかじめ取り決めておいたほうがよいかもしれません。

　裁判員裁判の場合は，法廷の場で，裁判員に対してプレゼンテーションをしてくださいと言われることがあります。その場合には，一般の人向けのプレゼンテーションとして，精神障害や事件との関係について説明する資料を作らなければなりません。鑑定を依頼された段階でそうした先の見通しまで了解したうえで鑑定を開始するのと，鑑定が終わった後に「鑑定結果を裁判員に対してプレゼンテーションしてください」と突然言われるのでは，やはり心構えも違います。自分が法廷でどのような形で鑑定人としての役割を果たすのかということも，初期の段階で決めておくほうが安

(注14) **対質**：同一の尋問事項について複数の証人の証言に食い違いがある場合には，どちらの証言が正しいかを明確にするために，証人同士を対決させるもの。

心でしょう。

(5) 費用の確認

　そのほかにも鑑定費用についても確認しておく必要があるかもしれません。検察庁や裁判所の所在地（すなわち，大都市か地方）によっても費用には相場があります。病院を鑑定留置先と定めて2～3カ月間病院に入院させて精神鑑定を実施する場合，保険は適用されずすべて自由診療です。鑑定期間中は，病棟内の保護室を一室占拠するわけですから，さまざまな管理料も含めると月100万円にものぼることがあるかもしれません。

　また，各種検査については鑑定人が必要と考える検査はすべて実施できますが，これもすべて自由診療で非常に高額な検査もあります。検察庁や裁判所も予算の中で動いていますので，鑑定の検査費用として概ねどれくらいかかるのかということも最初に伝えておくとよいかもしれません。

(6) 資料の受け取り方法

　資料は，郵便や宅配便で送られてくる場合もありますし，直接検察庁や裁判所の職員が持参する場合もあります。また，鑑定人の人定尋問のあとに鑑定人自身が持ち帰ることもあります。

　その分量は厚さ5センチくらいのファイル1冊のケースもあれば，ある事件では大きな段ボール15箱が送られてきたこともありました。鑑定人といっても，常に精神鑑定だけを行っているわけではなく，むしろ日常は臨床や研究などを主な業務として従事していますので，たとえば自分のデスクの周りに15箱の段ボールが積まれたらどうでしょう。積み上げられた段ボール箱の中で仕事をしなければならない状態になってしまいます。大きな事件で被害者が何名にも及ぶような場合や，何件もの事件を行っている場合には，被害者や事件ごとに供述調書が作られているという経緯からしても資料が膨大になることは必至です。ですから，資料の保管場所を確保するという意味でも，あらかじめ鑑定資料がどれくらいの分量になるかについても確認しておいたほうがよいでしょう。

そして，大量の資料が見込まれるような場合，自分の管理可能なスペースだけでは資料が収まらなかった際の保管場所をどこにするのか。そこはきちんと施錠できる場所（スペース）であるのか。鍵の管理はどのようにするのかなどについても検討しておく必要があります。さらには，不特定多数の人物が出入りするような場所というのも保管場所としては適しているとはいえませんので，さまざまな観点から検討し，しっかりとセキュリティの整った環境で保管するように留意しましょう。

3. 資料の読み方

さて，取り決め事項が確定し，実際に鑑定を実施できる体制が整ったとします。では，鑑定資料とはどのように読み進めればよいのでしょうか。

少なくとも 1 回はすべてに目を通し，足りない資料は依頼主に請求する

まず，必ずすべての資料に目を通します。たとえ段ボール 15 箱の資料が届いたとしても，基本的な情報を得るためには少なくとも 1 回はすべての資料に目を通す必要があります。そして重要と思われるところにチェックをしていきます。

たとえば 15 歳の少年であれば 15 年間の生活歴ですが，70 歳の成人の場合には 70 年間分の生活歴になります。つまり年齢が高くなるほど資料の数も多くなり，たくさんの資料に目を通さなければなりません。しかし，実際には古い情報はすでに廃棄されてしまっていることも多いため，必ずしも年齢と資料の分量は相関しておらず，場合によっては，ほとんどの資料が入手不能なために，年齢が高い被疑者・被告人ほど生活史に関する情報不足に悩むといったこともありえます。

また，近年の傾向としては，被疑者・被告人がインターネット上にアップした情報やパソコンの中に保管していたデータなどが，事件の動機の解

明などに役立つ貴重な資料となることがあります。これらの情報は非常に有用なのですが，それらはすべてプリントアウトされた紙ベースの資料として提示されますので，資料の分量としてはかなり多くなります。たとえば，インターネット関連の情報というのは，被疑者・被告人がインターネットを利用して，いつ，どこに，どれくらいの時間アクセスしていたかといった情報や，そこでどんなやりとりがあったか，どんな画像を見ていたか，自身のパソコンに何をダウンロードしたかといったあらゆる情報を指します。もちろんｅメールのやり取りも含まれます。これらすべてを紙ベースで確認していくことになりますので，あまりにも情報がたくさんありすぎると，何が重要かということが捉えにくくなります。ですから，すべてに目を通した後に付箋などを貼り，鑑定人自身の目でここが大切という箇所に強弱をつけて把握しておく必要があります。

　また，提供された資料のなかに鑑定人が欲しい情報がない場合には，鑑定の依頼主に資料を請求します。しかし，先にも述べたように，資料を請求しても一定以上の古い情報はすでに廃棄されていて入手できないということもあります。そうした場合には，必要に応じて鑑定書の中に，資料を請求したが情報が得られなかったことを記録として残しておくようにします。

　そのほかにも，近年，事情が変化してきていることとしては，個人情報保護の観点から情報が入手しにくくなったことがあげられます。以前は，被疑者・被告人の生活歴を確認していく際に，出身小学校，中学校などに学籍簿や学業成績などの記録を請求すると，比較的容易にそれらを入手して確認することが可能でした。しかし，個人情報保護の観点から，たとえ資料が保存されていたとしても各機関での規定により開示してもらえないことが多くなりました。安全な保管が難しいという理由で，規定の保存期間を超えたものはただちに廃棄しているという学校や医療機関が増えたことも情報が入手しにくくなった理由のひとつかもしれません。こうした場合には客観的な情報が得られないまま，本人の供述だけ，あるいは本人とその家族の供述だけに頼った内容になりますので，作成された生活史はど

の程度，客観性が保たれているのか，そしてどの程度，信頼してよいかという点でも検討が必要となり，以前よりも判断が難しくなっているといえます。

読み方のポイント

　供述調書の読み方についてですが，よく次のような指摘をされることがあります。「調書というのは，警察官や検察官が，調書を読む人に伝えたい内容になるように作った文章である。たとえば，知的障害のある人に対して面接をした場合，こんなに理路整然と事件のことを語れるはずがない。だから，この調書は虚偽だ」という指摘です。たしかにはじめて精神鑑定などで被疑者・被告人の供述調書を読んだ鑑定人からすると，本人がこのように発言したとは考えられないと主張されるのはもっともかもしれません。

　実は，この指摘は半分正しく，半分間違っています。供述調書とは，警察官や検察官が作成した文章で，本人の話したままの言葉を文章にしたものではありません。しかし，本人が話した内容を変えているわけではなく，他の人にとっても読みやすい，わかりやすい内容に体裁を整えた文章になっているだけなのです。ですから，「警察官や検察官が作った文章である」という点は正しいのですが，「この調書は虚偽だ」という点では間違っているといえます。そして供述調書の最後には，内容に間違いがないということを保証するために，供述した本人から署名と指印をもらうことになっています。

　ただし，たとえ，本人が署名と指印をしていたとしても，後になってから「当時は，『違います』と言えずに署名と指印をさせられた」などと主張することがあります。こうした場合には，被疑者・被告人の弁護人から供述内容に関する意見や反論が主張される可能性が高いですので，本人の供述がいつ，どのように変遷したのかということや，検察官側，弁護人側がどのような主張で対立しているのかといったことも頭に入れながら，調

書を読み進める必要がある場合もあります。

　特に，供述の変遷がないかどうかという点は非常に重要なところですので，たとえ当事者双方から特に主張がなかったとしても，逮捕直後には警察でどのように語ったのか，警察から検察に送られた段階では何と言っているのかなどについては必ず確認をします。なかには警察や検察で述べていた説明は一貫していたけれども，精神鑑定のなかで鑑定人に述べる説明だけが異なっているということもありますので，丁寧に資料を読み込んでいくという作業が必要になるのです。

　また，アルコールや各種薬物の使用歴がある被疑者・被告人の場合には，事件との直接的な関係は明らかでない場合であっても，飲酒歴や薬物使用歴，あるいはそれを使用時に生じた症状や行動の特徴などについても，時間的な流れを追いながらよく確認をしておきます。

　そのほかにも，被疑者・被告人の出生や成育歴，養育歴，パーソナリティ（人格）の形成，生活歴，犯行前後の状態などを把握するための資料として，著者が実際に確認しているものには母子手帳（母子健康手帳）があります。特に発達障害などが疑われる被疑者・被告人の場合には，たとえ成人の場合であっても母子手帳が保管されているのであれば必ず確認するようにしています。母子手帳を見ると，発達の遅れの有無だけでなく，母親，父親が，乳幼児期の被疑者・被告人にどのように関わってきたのかがよくわかります。

　たとえば，乳幼児健診は子どもの成長にあわせて3歳までに7回ありますが，そのうち3〜4カ月健診，1歳半健診，3歳健診の3つは行政によって義務づけられています。まずはそうした定期健診を受けているかどうかというところでも，子どもがどのように育てられてきたのかを推し量ることができます。また，母子手帳には定期健診にあわせて母親や父親が書き込む欄がありますので，そうした欄にどんなことが記載されているのかも確認します。発達をチェックするためのイエス／ノーで回答する項目には〇がつけられていても，自由記述の欄には全くコメントがないという場合もありますし，日常の様子が細かく記載されていることもあります。母

親の不安や喜びなどの気持ちがたくさん書き込まれている場合には，とても大切に育てられたのだなということがわかりますし，父親によるコメントが書かれていたりすると，当時の両親間の関係や本人が家族の中でどのような存在として育てられてきたという経緯もわかります。

　そのほかにも，入手できるのであれば学生時代の記録，学籍簿や通知表（成績表）なども確認します。これは学校への出席状況や学業成績自体がどうだったかということもありますが，それよりも著者が一番注目しているのは，被疑者・被告人がどのような"子ども"だったのかという素行が記載されている欄です。たとえば，「1学期は友達があまりできなくて，一人で遊んでいることが多かったです」とか，「2学期はがんばって，〇〇係に挑戦しました」といった担任教諭のちょっとしたコメントはとても参考になります。当時の対人関係はどうだったのか，周りからはどのように見られ，どんな評価を受けていたのかという点を判断する際の客観的所見ともなります。

　携帯電話のメールの記録，あるいはパソコンのファイルデータというのも有用です。日記やブログがあれば，それも確認します。少年事件の場合には，きちんとした形としては残っていなくても，当時，学校で使っていたノートの端にちょっとしたメモやいたずら書きがあったりします。そういうところにつぶやきのような形で「死にたい」とか「自殺」「死」という字が書かれていたりもします。学校教諭から話を聞く限りでは，「すごくおとなしくて真面目だった」とか「友人関係も良好で，全く問題がなかった」という少年であっても，実際に家庭を訪問して，机の中に無造作に押しこまれているノートなどを開いて見てみると，そこには人体を頭から剣でくし刺しにした様子を詳細に描いたイラストなどを発見したりすることもあります。そういったものを見ると，周囲から見ると全く問題のないおとなしい少年であったとしても，彼らの中には言葉では言い表せない感情でも衝動でもない何か強い力の塊のようなものがあり，他人や自分に対する攻撃的な気持ちを秘めていたのかもしれないことがわかります。

　また，本人が事件の前にどんなDVDを見ていたのか，どんな書籍を読

んでいたのかについても確認するようにしています。特に，少年事件[注15]の場合には，できるかぎり家庭訪問して，少年自身の部屋を見せてもらい，たとえば，部屋が雑然として散らかっていないか。ゴミは置きっぱなしになっていないか。部屋の中の匂いはどうか。そういうところを見ながら，少年が送ってきた生活を想像していきます。少年の生活空間を観察することで，どういうことに興味を持っていて，どのように育てられたかということが概ね見えてくることがあるからです。

　実際にあったケースでは，あるお気に入りのマンガの一場面をそのまま模倣した犯罪を行っていたことがわかりました。部屋に置いてあるマンガも全部読むというのは難しいと思いますが，どのようなジャンルのマンガを読んでいたのかといった点については必ずチェックしておきます。

　それから，成人の場合には，過去に通っていた病院の診察券や診療録なども確認しています。提供された資料の中に関連した情報はないが，診察券だけが手元にあるような場合には，ケースによっては裁判所などの許可のもと，直接病院に問い合わせることもあります。精神科の診断だけでなく，身体の病気が精神の障害に影響を及ぼしているということもありますので，特に成人の場合には，念のため，身体の病気についても確認しておく必要があるでしょう。

　それでもまだ情報が足りないと思った際には，遠慮せずに検察庁あるいは裁判所に依頼します。家族や家族以外の関係者との面接が必要な場合にも，面接ができるように設定を依頼します。

　ただし，被害者との面接についてはすこし事情が異なります。検察側としては被害者を守るためというのもあるでしょうし，被害者自身の意向によっても，直接会って面接することが難しかったり，被害者に関する情報については教えてもらえなかったりすることもあります。しかし，被疑者・被告人の供述が，被害者の供述と明らかに内容が異なっており，それ

(注15) **少年事件**：少年法などの法律では，20歳未満であれば男性女性を問わず「少年」と呼ぶ。以降，特別の断りがない限り「少年」の定義はこれに従うこととする。

が診断や責任能力の判断に大きく関与してくるような場合には，やはり双方の供述を踏まえて検討するためにも，被害者に事情を説明して，電話あるいは直接，面接をさせてもらうことがあります。そうした協力によって，非常にたくさんの情報を得られることが多いと感じています。

　実際に，精神科の病気ではないのに，精神科の病気であるかのように装うこと，つまり「詐病」によって責任能力を減弱させる方向に判決をもっていこうとしていた被告人がいました。そのケースでは，本人はもう何年も精神科の薬を飲んでいたと供述していますし，検察が集めた情報でもいくつかの病院に定期的に通っており，確かに薬も処方されていることがわかりました。本人も取り調べの中で病気の症状があることを訴え，薬を飲んでいると言っている。病院のカルテにもその旨が記載されているとなりますと，もしこれが外来診療の場面でしたら，ほとんどの場合は患者さんの訴えを疑うことなく，実際に病院に通い，薬も飲んでいたのだろうと推測してしまいます。しかし，このケースでは，被告人本人に会い，病気の症状について聞いてみても，普段の生活について聞いてみても，なによりも表情や行動などを観察してみても，病気の症状がある人とは思えませんでした。そこで，裁判所と検察庁の許可のもと，犯行当時，同棲していたという被害者に協力を仰ぎ，事情を聞いてみると，薬は病院に定期的にもらいに行っていたということでしたが，「俺には薬は必要ない。本当は病気じゃないから」と言って，睡眠薬だけ抜いて横流ししていたことがわかりました。また，日常の様子を聞いても特に病気の症状と思われる所見はありませんでした。ただし，その女性としては，自分が秘密を漏らしたということで，再び被害に遭うかもしれないという恐怖感から，警察での事情聴取の際にはそうした事実については正直に言えなかったということでした。

　このように，周りからの情報を集めることで真実が明らかになることも多々ありますので，必要に応じて司法三者に協力を仰ぎ，自分自身が納得し，十分な根拠をもって鑑定結果を導き出せるよう情報収集することが大切です。

そして，繰り返しになりますが，どのような形で収集した情報であっても，資料や情報の管理には十分に留意しておく必要があります。

4. 鑑定場所の設定の仕方

では実際の面接手法に話を進めていきたいと思います。ここでは鑑定面接を拘置所で行うという設定で考えてみます。

鑑定中の被鑑定人の精神状態をよく観察する

東京の拘置所はとても近代的な建物になりました。中はどうなっているかというと無機質な部屋が並んでいます。そのような部屋で何カ月も過ごしていますと，みなさんも想像ができると思いますが，やはり普通の精神の状態であってもかなりのストレスがかかり，うつ的な状態になってしまったり，身体に不調が出てきたりすることもあります。

特に個室での生活の場合には，ほとんど会話もない状態で毎日を過ごしており，彼らが話をするのは，面会者か刑務官だけということもありえます。ある被告人の話によれば，刑務官との会話というのも気軽な日常会話が交わされるわけではなく，ほとんどが事務的な会話だと言います。

多少の差はあるかもしれませんが，被疑者・被告人はこうした無機質な環境，関係のなかで生活していますので，鑑定留置中に鑑定人面接が行われない時間があまりにも長くなってしまうと，拘禁反応を起こす可能性があります。拘禁反応というのは，簡単に言えば，外部から遮断された環境のなかで，自由を拘束された状態が続くことにより，ストレスへの反応として生じる精神症状を指します。

特に，知的障害があったり，解離傾向が強かったりといった精神面で脆弱な被疑者・被告人などの場合には，拘禁反応を起こしやすいといわれています。精神障害があり，その病状が悪い人も拘禁反応を起こしやすいといわれます。そういう人たちを長い間会話のない環境で放っておきますと

さらに症状が悪化してしまいます。なかには，事件時には特に問題なかった人が，拘禁された環境のなかで生活するうちに，ほとんど会話もできないようなひどい状態に陥ることもあります。こうなると鑑定面接自体もほとんど不可能な状態になってしまいますから，できれば週に1回は定期的に面接を行い，被疑者・被告人の身体と精神の状態を確認することが大切です。

普段，通常の環境のなかで生活している人は，誰とも話をしない状況で何日くらい耐えられるのでしょうか。私も週末に実験してみたところ何もしゃべらないでいると，独り言が多くなりました。やはり人間は言葉を発したり，人と会話したりすることのほうが自然な状態のようです。ですから，原則として不必要な会話が禁止されているような状況に置かれている被疑者・被告人というのはとても精神的にも厳しい状態に置かれているということをこちら側が理解しておくとよいかもしれません。

被疑者・被告人にとって唯一制限なく面会ができる鑑定人や鑑定助手，あるいは弁護人などがなるべく定期的に通って，被疑者・被告人が拘禁症状を呈さないように注意をしていく必要があります。「鑑定留置中はあまり面接をしないほうがよいのではないか」と接見を控える弁護人もいますが，弁護人との面会は本人の権利でもありますし，拘禁反応を防ぐという意味でも，うまく時間を調整しながら面会を続けてもらえるよう弁護人には伝えています。

また，もともと病気のある被疑者・被告人が拘置所に入った場合に，治療はどうするのかといった質問を受けることがあります。鑑定人は医者ではありますが，その役割は治療ではなく，アセスメント，評価をすることですから，鑑定人が主体となって治療を進めることは職務上行っていません。しかし，とても精神状態の悪い被疑者・被告人に対しても何の治療も行わないというわけではありません。もしそんなことがあれば倫理的にも大きな問題となってしまいます。では実際はどうしているかというと，拘置所の中にも医療スタッフがいて適宜対応していますし，留置施設の場合には留置施設で委託している医師，あるいは地域の医療機関に受診させ

て，必要な治療を行っています。稀なケースではありますが，鑑定中に拘禁反応などを起こして病状が悪化した際には，被疑者・被告人の精神状態などに関する情報提供書を提出し，本人の状態に合った処方，投薬を外部機関に依頼したこともありました。

　このように鑑定中だからといって具合の悪い被疑者・被告人の治療を妨げるものではありませんが，ここで鑑定人として重要なことは，どのような症状があり，それに対してどのような処方や治療を受けているのかといった情報をすべて収集しておくということです。どれくらいの頻度で診察を受けているか。投薬によって症状に変化があったのかということを検察庁あるいは裁判所を通じて医療情報を照会し，情報さえ得ていれば，鑑定結果についても，投薬治療が行われていることを前提として結論を検討することができます。また，通常求められる鑑定事項として，「本件犯行当時の精神状態」という項目がありますが，これは本件犯行当時のことを振り返って検討する項目ですから，投薬前の状態さえ把握していれば，現在の投薬の有無が，鑑定結果に直接的に大きな支障をきたすことはないと考えています。これまで多くの被疑者・被告人をみているなかでは，本件犯行当時の様子と，投薬を受けている現在の様子を比較することで薬物による効果も確認することができますし，逆に拘禁反応などで亜昏迷のような状態に陥っている被疑者・被告人の場合には，鑑定面接を進めるためにも，投薬などによる治療が必要な場合もあります。

　ただし，電気けいれん療法や，継続的な精神療法などといったより積極的な治療については，最終的な判断にも影響を及ぼす可能性がありますので行いません。

面接は検察庁や裁判所を通して行う

　警察署，拘置所というのは，本人の身柄を預かっている場所です。鑑定人だからといって，いきなり「面接に来ました」と言って拘置所を訪れても必ずしも面接できるわけではありません。検察庁や裁判所を通じて，具

体的な鑑定開始時期を調整したり，留置施設や拘置所に事前に連絡をして面接の予約を取るといった手続きが必要になります。

　面接の予約時間についても「今日の午後から行きます」というわけにはいきません。できれば2～3日前までには面接時間を確定して連絡し，面接の部屋を確保してもらったり，面接に拘置所の職員に立会（立ち会うこと）をお願いするような場合には，職員1名の人員配置を調整してもらわなければなりませんので，あらかじめこちら側の面接者の人数や，面接時間などの情報を伝えておく必要があります。また，そこには弁護人の接見と日時が重ならないようにするという意味もあります。

留置施設・拘置所での様子にも注意を向ける

　留置施設・拘置所で被疑者・被告人がどのように生活しているのかといった動静の記録を入手することも重要です。たとえば，統合失調症の診断を受けている被疑者・被告人がいたとします。その被疑者・被告人は鑑定面接の際には幻聴や妄想をはじめとする多彩な精神病症状を訴えているものの，面接以外の時間には全くおかしな言動がみられなかったとします。そのような場合，その人物は本当に精神障害を患っているのかという点で疑問がわきます。逆に，鑑定面接の場面では平静を装って，精神病症状の存在をはっきりと否定していたとしても，拘置所の自室に戻ると一人で壁に向かってぶつぶつしゃべっているとか，夜間に突然大きな声を出して拘置所のスタッフが駆けつけたといったエピソードが何度も繰り返されていたらどうでしょうか。何らかの精神障害が疑われる可能性が高くなります。

　つまり，面接場面でみる被疑者・被告人の姿だけが，その人のすべてではないということをよく踏まえたうえで，客観的な証拠を得るという意味でも，留置施設・拘置所などでの動静記録を入手し確認しておく必要があります。

期間の変更については，遅滞なく依頼主に伝え判断を仰ぐ

　基本的に，はじめに鑑定期間が決定されたら，その期限はよほどのことがない限り守らなくてはいけません。しかし，何らかの事情で，万が一鑑定期限を延長しなければならないことになった場合，あるいは逆に期間の短縮という場合もあるかもしれませんが，期間の変更を依頼する場合にはできるだけ早い段階で検察庁や裁判所など鑑定の依頼主に事情を説明し，判断と許可を求めることになります。

5. 面接の仕方

鑑定面接に臨むにあたって

　よく映画やテレビドラマなどでは，被疑者・被告人と接見する場合には，透明の遮蔽板を挟んで，被疑者・被告人が弁護士や訪問者と話をしているシーンが出てくると思います。しかし，精神鑑定の面接室というのは，警察が取り調べのために使用する部屋と共通しており，遮蔽板はありません。四畳半程度の部屋にスチール製のデスクが1つ置かれており，そこに対面式に向かい合って座り，面接を行います。著者の場合は女性なので，男性の被疑者・被告人と面接を行う場合には，1人以上の鑑定助手を同席させるか，あるいは拘置所職員の立会(りつかい)のもと，面接を行います。これは男性の被疑者・被告人からの暴力等の被害を防止するためです。また，暴力傾向の高い被疑者・被告人の場合には，男性の鑑定人であっても2名体制で面接に臨むか，拘置所の職員に立会を求めるようにしています。

　一方で，拘置所の職員が立会することで，被疑者・被告人が自由に供述しにくくなる可能性があります。

　ある非行少年たちを対象にアンケートを行ったところ，約8割の少年が警察官や拘置所，刑務所の制服を見ると「怖い」とか「威圧的」に感じると回答しました。ですから，拘置所での面接場面について考えてみても，拘置所の職員がすぐ横に立っていたらどうでしょうか。やはり答えにくい

と思います．その背景には，威圧的というだけではなく，被疑者・被告人の毎日の生活を監視する立場にある職員に，事件の詳細や自分の正直な気持ちを聞かれることにも，やはり抵抗があると思います．そうした心理的なプレッシャーを避けるためにも，できることなら拘置所職員の立会ではなく，鑑定助手との2名体制で面接ができるような環境設定をしておくことが望ましいと思われます．

　逆に被疑者・被告人が女性の場合には，鑑定人が男性であれば女性の鑑定助手を同席させる必要があります．実際に2014年に，身体検査のなかで男性の鑑定人が女性の被鑑定人を全裸にして検査を行ったという事件がありました．もしも全裸にしてまでの身体検査が必要であれば，病院の中では女性の看護スタッフに同席を求めるべきですし，拘置所のような密室の場所では，基本的には服を脱がせるような検査は行いません．そこまで極端なことは通常は起こらないとしても，やはり異性同士による一対一の面接というのは，鑑定人としての潔白さを証明するためにも，避けたほうがよいでしょう．また，密室で被疑者・被告人と面接することについて，「怖くないですか？」という質問をされることがあります．正直に告白すると怖い経験をしたことはあります．やはり鑑定面接のなかでは，事件のことはもちろん，被疑者・被告人にとって触れられたくないことについてもしつこく質問することがあります．しかも，以前に聞いた質問を，回答を理解しておきながら，あえてもう一度聞くこともあります．誰でも同じだと思いますが，しつこく何度も質問されると不愉快な気持ちになると思います．鑑定人がそうした繰り返しの質問をする目的のひとつに，被疑者・被告人の供述が変遷していないかどうかを確認したいという意図があります．ですから鑑定を開始して間もなくの頃と鑑定終了間際の段階で同じ質問をしたりもします．そうした流れのなかで，私自身も被疑者・被告人から「おまえ！　さっき言っただろう！」と怒鳴りながら，履いているサンダルを振り上げられ，肝を冷やしたこともありました．拘置所の面接室内にはそうした緊急事態に備えて非常ベルがついていますので，万が一の場合にすぐにベルを押せるように非常ベルの位置も事前に確認しておく

必要があります。

また，多くの場合にはイスにはチェーンがついていて，イスを振り上げたりできないように床に固定されています。ただし，なかには固定されていない部屋もありますので，面接室に入ったときには，そういった室内の設備などについても必ず確認しておいてください。

面接の基本は一般的な精神科の面接と同じ

精神鑑定の面接の基本というのは，鑑定だからといって特別のことではなく，一般に行っている精神科の面接と同じだと考えてください。

初診の患者さんが自分の診察室にやってきたときに，私たちは何をするでしょうか。まず，患者さんの表情や身体，服装などを確認します。それから，仏頂面ではなく，少し優しく微笑みかけながら「こちらにどうぞ」とイスを勧めるかもしれません。鑑定面接も全く同じような状況だと考えてください。

鑑定人と被鑑定人は，対立する関係ではありません。被鑑定人から供述をいかに引き出すかという根本は，お互いの信頼関係をどれだけ築けるかというところにかかっているのです。

被鑑定人との信頼関係を築く

まずは何よりも信頼関係を築くということを頭に置いてください。しかし，同時に鑑定人というのは中立な立場であるということも大切です。治療関係では，どちらかというと治療者は保護的で，患者さんの味方でありたいと思っています。一方，精神鑑定では，治療者としての立場ではなく，アセスメント，評価者としての立場になりますので，治療者マインドはぐっと抑えて，冷静な視点で中立性を保つ必要があります。そして，その結果を依頼主である検察庁や裁判所に報告するということが課せられた職務なのです。

また，鑑定のはじめには必ず「ここでいろいろと話してもらったことは，必要に応じて鑑定書にまとめ裁判所や検察に報告をします」と述べたうえで，「もしも話したくないことがあれば話さなくてもいいですが，なるべくなら，ありのままを教えてください」と率直に伝えています。
　もしかすると，こういう話をすると被疑者・被告人が全然話をしてくれなくなるのではないかと心配になるかもしれません。でも実際にははじめは話をしてくれない被疑者・被告人であっても，誠実に面接の回数を重ねていくうちに，少しずつ心を開いてくれることがあります。むしろ，これまで誰にも聞いてもらえなかった話を誰にも非難されることなく話せるというのは，彼らにとっても非常に安心するようです。話してくれた内容は，私たちなりに解釈してまとめて検察庁や裁判所に報告しますという説明をしても，これまでには供述を拒まれた経験はほとんどありません。もし，供述を拒否され続けるようなことがあるとしたら，それは被疑者・被告人との信頼関係がまだ築けていなかったということになるのかもしれませんし，それこそが被疑者・被告人側の病理かもしれません。いずれにしても鑑定助手とも相談したうえで，面接の手法やアプローチ方法について再検討してもよいかもしれません。

自由で自発的な発言を求め，そのままを記録する

　面接では，できるかぎり自由で自発的な発言を求め，誘導を避けることが大切です。本人の生の言葉，問答をそのまま記録すること，重要な点については同じ質問を，時や，聞き方を変えて尋ねてみること，そして，面接の最後にはそれまでに話した内容について訂正はないか，言い忘れたことはないかなどについても確認することも忘れてはいけません。これらは鑑定面接の基本となります。第9章に実際に行ったワークショップを掲載しました。ここにあげたことは，簡単なように感じますが，実は結構難しいということがわかると思います。
　鑑定面接は，最低でも1週間に1回は実施できるように計画を立てて行

うべきです。次回の面接までの間に，被疑者・被告人が前回の面接で話した内容を読みやすくワープロで打ち直したり，本人の主張を鑑定人なりにまとめたりする作業を行います。時間はかかりますが，この作業をないがしろにしてしまうと，意図せず前回の面接と同じ質問を繰り返してしまうこともあり，こうした些細なことをきっかけに信頼関係が崩れてしまう可能性もあります。また，内容を整理しておかないと，被疑者・被告人の供述の変遷を確認できないだけでなく，たとえ供述に変遷がない場合でも短時間でより効果的な質問をすることができなくなってしまいます。多忙な中で，面接内容をまとめる作業を行うことは大変ですが，これこそが一般の診療とは異なる鑑定面接の緻密さにつながるものですから，自分への宿題として必ず実行する必要があります。

事件時のことは忘れずに何回でも聞く

　信じがたいかもしれませんが，事件時の精神状態を鑑定するための面接を行っているにもかかわらず，事件そのもののことを十分に聞き取っておらず，鑑定を終了した後に，「あれもこれも聞いていなかった」と聞き漏らしに気がつくことがあります。面接を開始するときには，被疑者・被告人に対して「これからあなたのことを時間をかけていろいろと聞いていきます。まずは，生まれてから現在までのことを時系列に沿って教えてください」などと説明したうえで話を進めていくのですが，この生活歴を聞き終えるまでにかなりの時間を要します。小さい頃からの生活の様子について，出生時，幼少時，小学校時代，中学校時代，高校時代，大学時代と節目ごとに聞いていき，社会人になってからの経過についても短く時間を区切りながら事件前までの様子を事細かくたどっていくという作業を進めているうちに，なんとなく，本人からすべての話を聞いたような気持ちになってしまうことがあります。もちろん，事件時の様子について全く触れないということはありえないのですが，事件時のことについては鑑定人自身はすでに供述調書を精読しているために，かなりの情報が頭に入っている

はずです。そのため，そこまでに本人から聞いた生活史や，物事の考え方などの情報を頭のなかで集結させていくうちに，供述調書にある事件時の情報をうまく結びつけて，事件までの流れや動機を理解できたかのように考えてしまうことがあるという意味です。

　しかし，どんなに理解しやすいストーリーにたどり着いたとしても，被疑者・被告人自身が事件時のことをどのように語るのかという点は最も大切なことのひとつですので，本人の口から直接，聞いておく必要があります。異なる角度から何回も聞いておくことが，後に被疑者・被告人の考えをまとめるうえでも参考になります。ただし，何回も繰り返し聞くことによって，かえって投げやりな回答になったり，事実を隠したりするようになることもありますので，聞き方や聞くタイミングには注意が必要です。事件については，細かく話すことが苦痛ではない被疑者・被告人もいますし，ほとんど話したがらない被疑者・被告人もいます。ケースによってどのような聞き出し方がよいのかという点については，まさにケースバイケースということになってしまいますが，だからこそ，それまでに築いた被疑者・被告人との信頼関係が重要となります。そして鑑定面接全体を通した最後の段階でも，もう一度，事件時に関して十分に情報は集められたのか，聞き漏らした質問はないかということを確認をしてから，鑑定面接を終了するようにします。

「覚えていない」は普通という前提で考える

　多くの被疑者・被告人が，あらゆる場面で口にするのは「覚えていない」という台詞です。確かに，私たちも１週間，２週間前のことはすっかり忘れてしまっていることもあります。ましてや被疑者・被告人たちの場合には，すでに事件から１年以上が経過しているようなケースもあるわけですから，１年前のその日の朝にどこでどうしていたかと聞かれても，確かに事件時のことは本人にとって非常にインパクトがある出来事であるとはいっても，細かいところまでは覚えていない可能性もあります。あるい

は時間経過によって，以前に話した内容と少し記憶が変化してしまっている可能性もありえます。ですから，「覚えていない」という供述や，話に一貫性がないということを取り上げて，即座に「供述を変遷させたのではないか」とか「覚えていないとしらを切っている」と結びつけるのではなく，健忘や供述の変遷は普通でも起こりうることだという前提で話を聞き進めるほうが，被疑者・被告人との信頼関係を崩すことなく，結果としてより真実に近い供述を得られることがあります。

　一方で，忘れた"振り"をしている被疑者・被告人がいることも事実です。供述の信憑性(しんぴょう)をどう評価するかについては，より慎重に判断すべき重要事項であるがゆえに，鑑定人だけでなく一緒に面接に臨んでいる鑑定助手の意見や，第三者の客観的な意見を聞いてみることも必要だと感じています。

面接の終わりには，気分の変化や身体症状についても確認する

　鑑定面接では，拘置所の面接室に被疑者・被告人を呼んで，毎回，1時間半～2時間，長いときには3時間くらいの時間をかけて事件について細かく聞いていくことになります。長時間の面接は被疑者・被告人を非常に疲れさせてしまうことがありますし，疲れがたまることで不快感を抱きやすくなる被疑者・被告人もいます。ですから，その日の面接を終えるときには，面接への感謝の気持ちを伝えるとともに，現在の気分はどうかということも必ず聞いておきます。

　面接内容によっては，面接を終了し拘置所の居室に戻った後に，身体の不調を訴える被疑者・被告人もいます。特に，精神病症状を呈している被疑者・被告人の場合には，居室に戻った後に幻聴がひどくなったり，あるいは刑務官に対して妄想的になったりすることもありますので，たとえば面接終了後に，鑑定人から拘置所職員に対して「今日はこういった内容の面接をしましたので，もしかしたら今夜は不眠になるかもしれませんし，少し精神病症状が悪くなるかもしれません」といったことを，あらかじめ

伝えておくと拘置所側にとっても早めの対処が可能になりますし，安全に鑑定留置中の被疑者・被告人を預かることができます．

その人の話を一番聞いた人になる

　私は，その人のこれまでの人生のなかで，その人の話を一番たくさん聞いた人になることを目指して，鑑定面接に臨んでいます．

　そのために，時間も費やしますが，何よりも真剣に向かい合いたいと思っています．そのような面接を重ねていくと，鑑定が終了するころには「もう終わりなんですか．さみしくなりますね」とか，「こんなにたくさん話を聞いてもらったのは初めてです」と言う被疑者・被告人もいます．こうした言葉を通して，患者 – 治療者間とはまた異なった被疑者・被告人との信頼関係ができていたことを実感することができます．

　それは鑑定人としても臨床家としても，次につながる貴重な経験です．これから鑑定を始めるみなさんも，被疑者・被告人から「これまでの人生で一番たくさん話を聞いてもらった人」と言われるような鑑定人を目指してみてはどうでしょうか．

6．心理検査の仕方

心理専門職者と相談してテストバッテリーを決める

　次に心理検査について説明をしていきます．心理検査と一口にいってもとてもたくさんの種類があります．ですから，どんな検査をどう組み合わせるかというテストバッテリーがとても重要になります．限られた鑑定期間の中ですから，必要な検査を的確に行う必要があります．また，再鑑定のように以前にも精神鑑定を受けたことがある場合には，同じ検査を短期間に繰り返し実施することがないよう注意する必要があります．もし，心理職のスタッフに心理検査をお願いするのであれば，どのようなテストバッテリーが適切であるのかよく相談をして決めましょう．

最も理想的なのは，鑑定人自身も心理検査についてよく知っておくことです。心理検査をすべて心理職のスタッフに任せてしまうということは，被疑者・被告人のパーソナリティの判断や解釈もすべて心理職のスタッフに任せるということになります。心理検査は精神鑑定のなかでも非常に重要な部分ですので，鑑定人自身がきちんと理解していなければ，もし法廷で裁判員から「この心理検査はどんな検査ですか」とか，「どうしてこのように判断したのですか？」と聞かれても答えられません。もしも「ちょっとわかりません。心理職のスタッフがそのように書いたので……」と返答したとしたら，裁判員はどう思うでしょう。この鑑定人は被告人の性格や特性をきちんと査定しているのだろうかと疑問を抱くかもしれません。

　そのような背景から，著者自身は臨床心理士の資格を取得し，心理検査についても自分自身で実施するようにしています。そこまで厳密に考える必要はありませんが，心理検査の種類や概要については知っておく必要がありますし，所見の読み方についてもある程度は理解しておき，心理職のスタッフがどうしてそのような解釈をしたのかなどについても対等に議論ができることが望ましいと思います。

　また，たくさんある心理検査の中でも，何を選択するかということも重要です。その検査が一般の精神医学の中で広く使われているのかという点も踏まえて検査を選ぶようにしましょう。

鑑定における心理検査の実施方法についても相談しておく

　心理職のスタッフに検査を依頼する場合には，精神鑑定における心理検査の実施方法などについてもよく説明をしておく必要があります。先ほど（本章の第4節），鑑定面接の際に何か危険を感じるようなことがあった場合に備えて，非常ベルの位置を確認しておくようにしましょうと述べましたが，これも事前に説明しておく事柄のひとつです。ただ，もし心理職のスタッフに検査を実施してもらう場合でも，できれば鑑定人も検査に立ち会うほうがよいでしょう。

また，拘置所での環境設定についても，あらかじめ「こういった場所で，これくらいのテーブルが1つですが，検査はできますか？」というように，具体的に相談をしておくとよいでしょう。留置施設や拘置所によっては，設置されている机の大きさも違いますので，もしも大きな机が必要な場合には事前に拘置所の職員に相談して，セッティングをお願いするようなことも出てくるかもしれません。

検査の結果は一般の人にもわかる平易な言葉でまとめる

　心理検査のなかでも投影法のように解釈が必要なものについては，通常の臨床場面よりも，さらに慎重に解釈する必要があります。つまり，過剰な解釈は控えるということです。法律家や裁判員が，心理検査の結果を読む可能性を念頭に置いて，なるべく平易な言葉で検査の結果をまとめるということも心がけておく必要があります。

　鑑定書や鑑定の結果というのは，自分が理解するためのものではなく，相手に読んでもらい理解してもらうものですから，自ずとどういう説明がわかりやすいのかを常に考えなければなりません。心理学や精神医学の専門用語を用いた説明は，正しい内容であっても裁判員にとっては理解しにくいかもしれません。できるかぎり専門用語は使わず，平易な言葉で丁寧に説明するようにまとめていく必要があります（p.113，116も参照）。

被鑑定人の知能によって検査を選択

　知能検査ひとつとっても次のようないろいろな種類があります（**表5-3**）。

　精神鑑定では，通常，知能検査を実施しますが，どの検査手法を選択するのかについては，被疑者・被告人の知能や特性などによって個々に検討します。言葉だけでのやり取りでは理解しにくい被疑者・被告人であれば，場合によっては言葉での問答は控えて「コース立方体組み合わせテス

表5-3　よく使われている知能検査

- ウェクスラー式知能検査（WAIS-Ⅲ, WISC-Ⅳ）
- 田中ビネー
- K-ABC
- JART
- 仮名ひろいテスト
- グッドイナフ人物画知能検査
- コース立方体組み合わせテスト

ト」などを選んだりもします。これは積木の模様を組み合わせて一つの図柄を完成させる作業を通してIQを計測する検査ですが，言語的なコミュニケーションに支障のあるケースでは，こうした検査のほうが正確に知能を推定することができる場合もあります。

「JART（ジャート）」というのは，漢字表記された不規則な熟語を音読していくことで病前知能を推定する検査です。ただし，発達障害をもつ人のなかには，総合的な検査で算出するIQは平均よりも低い場合でも，漢字はとても得意で，上級の漢字検定に出てくるような難解な漢字まで読める人もいます。どの検査を選ぶかによって，検査結果やその解釈が変わってしまうこともありますので，心理職のスタッフともよく相談してテストバッテリーを組む必要があるでしょう。

少年の場合には鑑別所での検査結果の共有を求める

パーソナリティ検査や神経心理学的検査の一部を表に示しました。このようにたくさんの種類があります（**表5-4**）。

しかし，たくさんの検査を実施すればよいというわけではありません。もしこれらすべての検査を実施していたら，被疑者・被告人も疲れてしまいますので，必要な検査を必要な数だけ行うというのが基本です。

少年の場合には，逮捕された後に家庭裁判所の決定により少年鑑別所[注16]に送られますが，少年鑑別所では，最大2カ月，8週間をかけて，

表5-4 パーソナリティや特性に関する検査・神経心理学的検査の例

■パーソナリティや特性などに関する検査

パーソナリティ検査	質問紙法	・MMPI（ミネソタ多面的人格目録） ・YG性格検査（矢田部ギルフォード性格検査）
	投影法	・ロールシャッハテスト ・描画テスト（HTPPテスト／バウムテスト） ・PFスタディ（絵画欲求不満テスト） ・SCT（精研式文章完成法テスト）
症状・状態評価検査	質問紙法	・SDS（うつ性自己評価尺度） ・BDI-Ⅱ（ベック抑うつ質問票）
個人の行動特性に関する検査	質問紙法	・SCI（ラザルス式ストレスコーピングインベントリー） ・EAS（自我態度スケール） ・TAIS（注意・対人スタイル診断テスト） ・GSS（グッドジョンソン被暗示性尺度）

■神経心理学的検査（知覚・認知機能検査）

器質性脳機能障害のスクリーニング検査	・BGT（ベンダー・ゲシュタルト検査） ・BVRT（ベントン視覚記銘検査）
認知症に関する検査	・HDS-R（長谷川式簡易知能評価スケール） ・MMSE（ミニメンタルステート検査）
認知機能検査	・WCST（ウィスコンシンカードソーティングテスト） ・BACS（統合失調症認知機能簡易評価尺度） ・BADS（遂行機能障害症候群の行動評価） ・MCCB（MATRICSコンセンサス認知機能評価バッテリー） ・FAB（前頭葉機能検査） ・CANTAB（ケンブリッジ神経心理学テスト） ・COGSTATE認知機能バッテリー ※これらのなかには認知症の検査として用いられるものもあります

少年の資質を確認するためにさまざまな検査や面接を行います。通常，その中には知能検査や心理検査も含まれていますが，もし鑑定人がそのことを知らないと，精神鑑定のなかでも全く同じ検査を実施してしまうことがありえます。そうすると，たとえば知識に関する問題などでは，前回は間違えた問題であっても 2 回目には学習効果によって正答することもあります。つまり，知能検査の結果が，実際の少年の姿を評価していない可能性があるのです。

　ですから，少年の場合には，鑑別所の中でどのような心理検査を実施しているかを確認し，同じ検査が重ならないように注意しましょう。

　ただし，同じ検査ができないからといって，知的能力の評価ができないということではありません。別の角度から知能を検査してみてもよいですし，鑑別所で実施した知能検査の結果を共有してもらい，鑑定人の視点でも検査結果を再評価するという方法もあります。

　なによりも大切なことはどのようなテストバッテリーを組むかということです。この検査は何分くらいかかり，どういうところをみる検査なのか。鑑定人として，被疑者・被告人のどんな面を心理検査で確認したいのかといったことをきちんと整理しておく必要があります。鑑定経験の多い医師や，鑑定助手などに相談してみるのもよいかもしれません。

　次に，代表的な心理検査について紹介していきます。

ミネソタ多面的人格目録（MMPI）

　ミネソタ多面的人格目録（MMPI）という検査は，550 項目の質問に「はい」「いいえ」で答えていく検査です。心気症，抑うつ，ヒステリーなどの 10 項目の臨床尺度について評価していきます。この検査では意図

(注16) **少年鑑別所**：主として家庭裁判所から観護措置の決定によって送致された少年を最高 8 週間収容し，専門的な調査や診断を行う法務省所管の施設。各都道府県庁所在地など，全国で 52 カ所に設置されている。

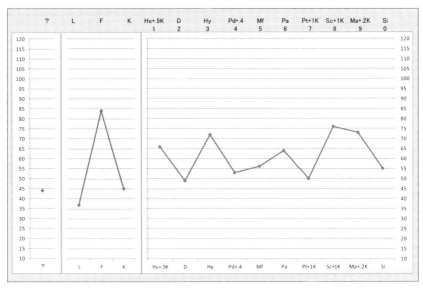

図 5-1　ミネソタ多面的人格目録の検査結果　　※イメージ

的にいくつかの整合性のない問題を入れ込んであります。同じような質問に対して，「はい」と答えたり「いいえ」と答えたりしていると，たとえば，その回答者は検査への意欲がなく適当に回答している可能性があるとか，あるいはわざと良い回答にしようとしている可能性があるといったことを推測することができます。そうした指標となるのが妥当性尺度といい，"F（頻度尺度）" や "L（虚偽尺度）" など4つあります。

図 5-1 に示した人の場合では，F 尺度が非常に高くなっています。この検査の妥当性には問題があり，それらを前提に検査結果を解釈していく必要があるということになります。

F 尺度が高かった場合，この検査の結果を使えないのかというと，そうではありません。F の尺度がとても高いので，検査に非協力的か，あるいは重症な病気である可能性はありますが，そういった背景を念頭に置き，きちんと限界を記載したうえであれば，参考としてこのような結果が出ましたという書き方はむしろ正確かつ中立的ですので，鑑定書に記載しても全く問題ありません。

ロールシャッハテスト

　ロールシャッハテストは，紙の上にインクを落とし，それを2つ折りにしてできた左右対称の図版10枚を被験者に順番に見せ，何に見えたかや，何を想像したかを答えてもらうことにより，被検者のパーソナリティや思考過程の特徴について検査します。また，ロールシャッハテストは被検者にとって自分の回答がどのように分析されるのかがわかりにくいため意識的に回答を操作しづらいという点では，無意識な内面を探ることができます。また，形態水準や反応内容，質問に対する態度などから知的側面や衝動の統制の不安定さなどについても判定することができます。

ローゼンツヴァイクの PF スタディ

　ローゼンツヴァイクの PF スタディとは日本語では絵画欲求不満テストといいます。日常，誰でも経験するような24種類の欲求不満場面が表現されている絵画を用いて行う検査です。登場人物との二者関係の中で，相手のセリフが吹き出しとなって記載されていますが，それに対して自分がどう答えるかを書き込んでいきます。被検者がどのような回答を示すかにより，欲求不満場面での反応様式を測定します。ここでは本検査の具体的なイメージをつかむため，実際に用いられている欲求不満場面に類似した状況を提示しています（著者作成）（図 5-2）。

　たとえば，図 5-2 の左側の例では立食パーティーに参加している人が「服にワインをこぼしてしまって，ほんとうにすみません。立食パーティーって苦手なんです。料理と飲み物を一緒に持つのが難しくて……」と言っています。それに対して，自分だったらどのように答えるか。たとえば「私のお気に入りのドレスが汚れてしまったわ。クリーニング代は出してくれるでしょうね？」と答える人がいるかもしれません。あるいは「そんなことは気にしていないから大丈夫ですよ」と言うかもしれません。あるいは「いいえ。私の服にはワインはかかりませんでしたよ」と言うかも

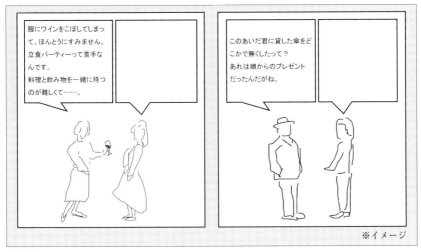

図 5-2　ローゼンツヴァイクの PF スタディの類似の例

しれません。このように，被検者がとても欲求不満を感じるような場面に直面したときに，どういう反応をするかをみていきます。

　図 5-2 の右側の例では「このあいだ君に貸した傘をどこかで無くしたって？　あれは娘からのプレゼントだったんだがね」と言われた場面です。すこし嫌味っぽく感じることもあるかもしれません。ある人は，「そんなことは知らなかった。今言われてもしようがないじゃないか」と言うかもしれません。「とんでもないことをしてしまった。どうしましょう」と言うかもしれませんし，「そんな大事な傘を貸すなんて，おまえのほうが悪いんじゃないか」と言うかもしれません。こうした反応をみていくのです。

　もし，自分が良い人間だと装おうとした場合，すべての問題に対して良い人間を装って答えてしまうのではないかと思うかもしれません。しかし，24 の場面がありますので，どんなに良い人間を装って回答しても，前半の回答と後半の回答では，多少，答え方の志向が変わっていくことがあります。

　よくあるパターンとしては，前半はとても良い人間を装って「大丈夫で

すよ」とか「いいえ。こちらこそ，ごめんなさい」と答えていますが，しかし，だんだん後半になっていくと，回答自体の文字数が少なくなっていき，「ちぇっ」とか，「ああ，そうですか」だけになったりすることがあります。「大丈夫ですよ」とか「こちらこそ，ごめんなさい」と前半は答えていたのが，「ああ，そうですか」という反応になることだけをみても，前半は多少無理をして良い人間を装っていたのではないかなと推測することもできます。また，実際に前半と後半で反応がすっかり変わってしまうケースもありますので，どんな反応がどのくらい増えたか，あるいは減ったかなどという点でも分析していきます。

　特に，事件を起こしてしまった人の場合には，やはり欲求不満がたまるような場面でどのように対応するかというところは事件とも深く関係していることが多く，それぞれの特徴が表れます。そのため，この検査は，精神鑑定のなかでは比較的よく使われています。

HTPP 検査（家屋 - 樹木 - 人物画法テスト）

　HTPPは，家（house）と木（tree）と，人（男性・女性：person）の頭文字から取られたものです。B5判の白紙にHBの鉛筆を用いてそれらのアイテムを「できるだけ丁寧に」「思ったとおりに」描いてもらい，描画完成後に64の質問を行うことによって，被検者の心的世界や知的水準を把握する検査です。

　ここで，とても象徴的な絵がありますので，ご本人の許可を得て紹介します（図5-3）。ここにある4枚の絵を見ると，いずれも下の方に小さく薄く，家や木，人が描かれています。これは，画像の取り込みが悪いために，見えにくくなっているわけではありません。これでもコントラストを最大にして画像を取り込んでいるのですが，最近の少年は，文字を書くときでも，絵を描くときでも，非常に筆圧が弱いことが特徴なのです。

　人物画や自画像は，以前から少年たちに描いてもらうことが多かったのですが，30年前の非行少年といわれる彼らの自画像はとても力強く自己

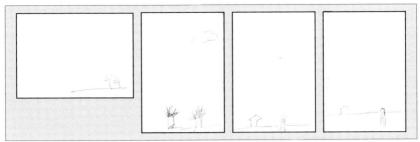

※少年のプライバシー保護等の観点から，実物を参考にしたイメージを示しています。
図 5-3　HTPP 検査の例

主張のある絵画を描いていました。しかし，最近は，この絵のように丸と棒のような胴体だけで表現していたり，顔や表情を描かなかったり，性別がわかりにくかったり，服装などの装飾もほとんど加えられていないような人物像を描く少年が多くなっています。こうした絵を見ると，近年の少年の自我の弱さや自己主張の弱さを表しているのではないかと感じざるをえません（p.139 も参照）。

風景構成法

　風景構成法は，中井久夫によって考案された心理検査であり，芸術療法の一技法でもあります。A4 判の白紙にはじめに黒のサインペンで枠を描いてもらい，次に教示に従って「川・山・田・道（大景群），家・木・人（中景群），花・動物・石（小景群），付け加えたいもの」の順番で各アイテムを描いてもらいます。素描の後に，クレヨンや色鉛筆などを用いて彩色し一つの風景を完成させます。その後完成した描画について被検者にいくつかの質問を行うことによって，心理状態を検査する描画を用いた投影法です。
　最初から何を描くのかがわかっていれば比較的描きやすいと思いますが，真っ白な紙に「川を描いてください」と言われ，次に何を描くのかわからないまま，「次に山を描いてください」と言われたりするわけですか

ら，人によっては難しい検査と感じるかもしれません。実際に，全体をうまく構成して描くという作業は予想以上に難しいために，頭の中できちんとアイテムを構成し，全体をまとめる作業が苦手な人の場合には，川や山を左端から一つずつ，指示のあった順番で描いていくようなこともあります。こうした描画を通してある程度の知能や社会性などについても推測し，テストバッテリーを検討し直すこともあります。

　図5-4に示したケースは，各アイテムはうまく描けており，描き終わったときに全体が一つの風景画としてまとまっていることがわかります。最後に好きなアイテムを描いてくださいという指示に対しては，即座に空を飛んでいる渡り鳥と，家屋の煙突から煙が出ている様子を描き加えました。家屋には人の住んでいることが表現され，また，煙や飛んでいる鳥によって，静かな風景に突如として動きが出てきました。こうした所見から被検者の精神内界を解釈することができます。

　この描画のひとつの解釈として，私は次のように書きました。

　　「一見するときれいにまとまった描画ではあるが，アイテムを数多く描くことにエネルギーが注がれており，それぞれの輪郭や明細は曖昧にされたままに全体の帳尻を合わせている。（中略）

　　これらの所見からは，自分の利益に関わる現実認識は十分可能であり，社会的にも一見体裁の整った対処ができる反面，事象や対象ときちんと向き合うことができない（しない）といった姿勢が背景にある可能性がある。

　　また，家庭への愛情欲求や悲哀を感じさせると同時に，欲動や衝動コントロールの悪さも垣間見られることから，全般として情緒は不安定であることが窺われる。ただし，精神病を疑わせるような思考障害や認知の逸脱・混乱などの所見は認められなかった。」

　もしも被検者が激しい精神病症状を呈していた場合には，このようなきれいな一つの絵にまとめることは難しいでしょう。その点では激しい精神

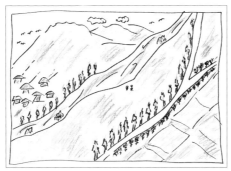

※個人のプライバシー保護等の観点から，実物を参考にしたイメージを示しています。

図 5-4　風景構成法の例

病症状はないのかもしれませんが，細部へのこだわりと曖昧さや，多くのアイテムを描き過ぎている点，追加した描画などに注目して解釈しました。実際にこの描画を描いた人物は詐欺師で，多くの人から金銭や品物を騙しとっていた人物でした。このように，たった一枚の絵からも犯罪の態様と結びつくような所見が認められることがある例として紹介しました。

7. 医学的検査の仕方

　医学的検査も精神鑑定の中ではとても重要です。精神の障害といっても身体疾患によって症状が起こっている場合もありますので，脳器質的検査のほか，多角的な視点から全身の状態についても必ず検査を実施します。

検査は汎用的で学術的に信頼性の高いものを選択する

　実施する検査は，できるだけ学術的にも信頼性が高く，汎用されているものを用いるという点では，先ほどの心理検査と同じです。オリジナルで作った検査方法については取り扱いに注意する必要があります。

　また，自らの専門を超える領域の検査については，鑑定人だけで判断し

ないで，専門の科の医師らにコンサルテーションして，共同鑑定として結果を出す必要があります。

　必ず行っている検査としては，血液検査，尿検査，胸・腹部の単純X線検査，頭部 MRI 検査（場合によっては頭部 CT 検査），心電図，脳波などがあげられます。最近は SPECT（スペクト）という脳血流量を測定する検査も実施するようにしています。

実施準備では関係機関と調整し安全管理にも気を配る

　先に，病院に鑑定留置することが難しいということを述べました（p.32,34を参照）が，拘置所で留置されている被疑者・被告人を身体検査のために病院に連れてくる際にも病院側の許可を得るだけでなく，細やかな配慮が必要です。病院では，一般の患者さんたちに交じって被疑者・被告人も検査を実施することになります。手錠をつけ，何人もの拘置所の職員が付き添った状態で来院しますので，周囲はなんとなくものものしい雰囲気になります。手錠にはタオルやカバーをかぶせるなどして周囲からは見えないようには配慮しますが，一般の患者さんから見ると，何があったのだろうとやはり不安がる人もいるでしょう。

　ですから，なるべく他の患者さんと検査の時間が合わないように調整したり，病院内を通る経路も正面玄関からではなく，救急外来の入口を利用するなどの配慮が必要です。それにより，周囲の目に晒されないという点では被疑者・被告人も安心ですし，来院している一般の患者さんたちにとっても安心です。

　いくつかの検査をする際の移動経路についても，どのルートが人通りが少ないかなどについてもよく考えて行います。もし検査のために来院した際に被疑者・被告人に逃走されてしまうと，付き添ってきた拘置所職員の責任問題にもなりますので，拘置所側にはあらかじめ病院の見取り図を渡したり，出入口の数や場所などを伝えたりするといった配慮も必要です。

　また，頭部 MRI 検査の場合には，身体に金属類や，一部の医療器材が

入っている場合には実施できません．検査の予約を確保しておきながら，検査当日になって「人口内耳が入っているので検査はキャンセルします」などということになってしまっては，病院側にはもちろん，検査を待っている他の患者さんたちにも迷惑をかけることになります．もし検査を実施する際の条件がわかっているのであれば，検査前の面接の段階でしっかりと確認しておく必要があります．

それから，HIV 検査や遺伝子検査，その他の特殊な検査などについては本人の同意のもとに検査を実施する必要があります．また，本人の同意が必要な検査を実施する場合には，本人だけなく，鑑定を依頼した検察庁，裁判所にも報告しておくとより丁寧かもしれません．

実施にあたって

先にも触れましたが，なるべく他の一般患者さんの目に触れることがないように配慮します．そのためにも，医療施設のスタッフとの連携が重要になります．

たとえば，被疑者・被告人がトイレを使う場合には，付き添ってきた拘置所の職員も一緒にトイレの中まで入りますので，比較的広いトイレが必要になりますし，時間もかかることを考えると，他の患者さんがあまり使用しないトイレをあらかじめ確認しておく必要があります．また，被疑者・被告人が突然，体調不良を訴えたりした際にはどのように対応するかなどについてもあらかじめ検討しておきます．通常と異なった予定外の行動をとるときが，最も逃亡やトラブルになりやすいときですので注意しましょう．

特殊な検査は避けたほうがよい

心理検査の節でも述べましたが，医学的な検査についても，法律家や裁判員に対してその検査結果を報告します．難しい専門用語での解説は正確

かもしれませんが，耳で聞いただけではわかりにくいこともありますので，より簡単な言葉に置き換えて報告をまとめるような配慮が必要となります（p.113, 116 も参照）。

　また，必要な検査を選択する場合には，それが学術的にも信頼されており広く使われている検査を選ぶこと，必要に応じて専門家にコンサルテーションすることが原則であることは述べましたが，検査自体は特殊でなくとも，検査内容や検査でターゲットとしているものが特殊な場合もあります。

　たとえば，脳波検査というと手法は一般的な検査ですが，通常の基礎律動やてんかんの発作波をみるのではなく，事象関連電位というやや専門的な波形を測る検査もあります。たとえばよく知られている P300 という波形は，ある刺激に対して約 250 ～ 500msec 後に出現する陽性電位のことを指します。

　図 5-5 の右側の波形を見ると下に大きく膨らんでいる部分がありますが，これが P300 という波形です。何も刺激がなければ左側の波形のようにほぼフラットな波形となりますが，刺激に反応すると大きく下向きの波形が出現するため，これを利用して P300 を嘘発見器に応用しようという試みもあります。

　しかし，この P300 という波形は，被検者が刺激に集中して課題を遂行すればするほど，振幅が大きくなり，逆に刺激に集中せず，課題をいい加減に遂行した場合には P300 は目立たなくなります。ですから，嘘発見器といっても，その人が検査に一生懸命に取り組んでいなければ，明らかな反応は出ないまま，通常の波形になるでしょうし，逆に嘘はついていなくても，ものすごく集中して真剣に取り組むほど P300 の振幅が大きくなってしまうという限界のある検査なのです。

　たとえば，「このなかに知っている人はいますか？」という問題を出して，知っている人物を当てようとします。男性に 1 枚ずつ写真を見せていくなかで，「知っている人がいるかな……」と考えている時点ではまだ波形はフラットです。しかし，途中で女性の写真が出てきて，「あっ，すご

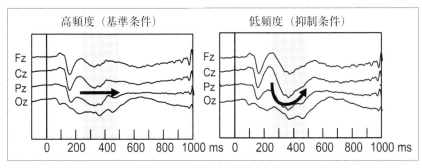

図 5-5　典型的な P300 波形

く素敵な女性だな」と思ったとすると，波形が動いてしまうことがあります。この検査では素敵な人を探しているわけではなく，知っている人を探すための検査です。P300 の波形からは，その女性に関心があることはわかりましたが，本題である知っている人がいるかどうかという質問には答えられていないのです。

　ここで述べたのはほんの一例ですが，このほかにも一般的に広く用いられていない検査や，結果の信憑性についてまだ確立されていない検査というのは世の中にたくさんあります。P300 という波形も，医学の中でも実験の分野では多用されていますが，医療の世界では，決して汎用されているわけではありません。したがって，精神鑑定のなかで実施する検査というのは，最新よりも確実さを優先して，選択することが大切なのです。

　また，医学検査では，"異常所見がある"ということに注目されがちですが，精神鑑定の場合には，"異常所見があること"や，その異常を"説明ができること"が責任能力を直接的に決定するわけではないということにも注意しましょう。

　SPECT という検査では，脳の血流を色で表すことができます。血液の流れが活発なところは赤く表示され，血液の流れが少ないところは青く表示されますので，SPECT で脳の断面図を見ると，この部分だけ赤くなっているとか，この部分だけ青いままだということがパッと見てわかります。たとえば，脳の前方には前頭葉という理性や衝動性を司る機能をもつ

部分があります。ある研究で，犯罪者の脳を検査してみたところ，前頭葉の血流が低下していたという知見が報告されました。すると，そうした研究結果を引用して，被疑者・被告人の SPECT 検査で，前頭葉の血流が相対的に低下しているような所見が得られた場合，「前頭葉に血流低下があるということは機能が低下している可能性がある。今回の犯罪も脳の機能低下が原因で起こしてしまったに違いない」といった主張の意見書が出されるようになりました。

　実際に，そうした内容の意見書が著者の身の回りでも散見されるようになりましたので，犯罪者や一般の人を含めて実験的に協力者を募り，脳血流の検査をしました。その結果，犯罪者のなかにももちろん前頭葉の血流が低下していない人もいましたし，犯罪者でなくとも前頭葉の血流が相対的に低下している人もいました。そのため，前頭葉の血流が低下しているために犯罪行為を行ったのか，あるいは，犯罪行為に限らず，ある一定の特徴，たとえば衝動のコントロールが悪い人には共通して起こる所見なのか，また，検査時の状態や体調の変化によっても起こりうる所見なのか，そうしたさまざまな疑問が生じてきました。つまり，ここから言えることは，こうした疑問を解決しないままに，一つの画像の検査結果だけを取り上げて，犯罪の原因として直接的に結びつけるにはまだ限界があるということです。そして，まだ医学のなかで広く検証されていない結果を用いて法廷で意見を述べることについても，十分慎重に検討する必要があるということです。

　2008 年 4 月 25 日の最高裁判決でも，精神鑑定の信用性の評価方法について触れた部分がありましたが，それによると，「鑑定が依拠する精神医学的知見が格段特異なものではなく，精神医学的に広く受け入れられているものであるか」とされていました。精神鑑定のなかで取り上げる知見というのは，医学的に広く信頼されているものなのか，学術的にも検証され，論文としても報告されている内容なのか，そういったことを踏まえたうえで，はじめて精神鑑定のなかで採用することができるのです。

8. 情報収集の仕方

　新たに確認が必要な情報がある場合には，必ず鑑定の依頼主を通して，あるいは依頼主の了承を得てから情報収集を行います。

　精神鑑定の途中で，鑑定人が新たな事実と思われる事柄を把握した場合にも，鑑定の依頼主と情報を共有したうえで，指示を仰ぎ，必要に応じて内容を確認したり，証拠の保全を行ったりすることになります。

9. 家族面接の仕方

　被疑者・被告人がどこでどのように生まれ，どんな環境のなかで育ってきたかを確認するために，家族がいる人であればできるかぎり，家族面接を実施すべきです。精神鑑定における家族面接の目的は，生活歴や既往歴，遺伝負因などについて客観的な情報を入手し，被疑者・被告人の家族背景を精査することに加えて，家族自身にアプローチすることにより家族病理についての包括的なアセスメントを実施するという側面もあります。

面接の準備

　家族との面接を実施する場合にも，鑑定の依頼主に必ず確認しておく必要があります。場合によっては日程調整については鑑定の依頼主，たとえば検察庁や裁判所側が行うこともあります。いずれにしても最も適切な人たちに面接ができるように鑑定の依頼主とも協議し，被疑者・被告人本人との面接などを通して，より客観的な情報が必要と思われる事柄を整理したうえで家族面接に臨む必要があります。

面接の実施

　家族面接のなかで必ず聴取しておきたいこととしては，家族歴や発達歴などの客観的情報です。これらは，本人からの供述の裏づけとしても確認しておきます。

　家族が遠方の場合や身体が不自由で面接場所への移動が難しいという場合には，電話で聴取を行うこともあります。しかし，やはり直接会って話を聞くほうが，得られる情報量は格段に増えることに加え，的確なアセスメントができるという点でも，可能なかぎり，直接会って面接できるように設定することを推奨します。特に少年事件の場合には，家庭に訪問して面接を実施するほうが有用な場合もありますので，ケースごとにより適切な方法を検討する必要があるでしょう。

家族にとっての鑑定面接

　精神鑑定の本来の目的は，被疑者・被告人のアセスメントです。したがって，本来の目的とは異なりますが，鑑定面接が家族自身のこれからを考えるにあたって有効に機能することがあります。

　事件に関する事実を家族の視点から再確認したり，被疑者・被告人の生活歴などについて主観的視点と客観的視点を明確に区別しながら話を聞いていくことは，家族が自分自身の人生を振り返るにあたっても有用な機会になることがあります。家族面接を通して，事件によって生じた不安や混乱した感情が鎮まったり，不適切な認知が整理されることによって，家族自身が真に事件を受容する準備ができるようになります。

　事件への直面化は辛い部分もありますが，これにより否認や回避がなくなり，裁判の結果を冷静に受け止める心の準備の手助けにもなります。加害者家族としての説明責任を果たすことは，不適切な自責感を軽減させることにもつながりますし，家族病理への気づきは，これから先の家族関係の改善につながることもあります。

ここまでに，供述調書の読み方や鑑定面接の概要，そして心理検査，医学検査の実施方法や家族面接についても説明を終えましたので，すべての情報を集めたという設定で，いよいよ次は精神鑑定書の作成に移りたいと思います。

Ⅱ．鑑定書の作成とまとめ

10．鑑定書の作成の仕方

表記は"記述精神病理学的な方法"を基本とする

　心理検査，医学検査，面接所見などのすべての情報が集まったところで，いよいよ鑑定書の作成ということになります。

　鑑定書の表記方法については，特にこのようにしなければいけないという決まりはありません。鑑定事項にもよりますが，精神障害の有無に関して述べる際には，DSMやICDといった国際的にも汎用されている診断基準を用いて，具体的に本人の症状にあてはめながら説明をしていきます（p.94も参照）。次に，事件と精神の障害との関係については，事件の動機や犯行までの流れ，また，事件に結びついた精神病理的な考察などについて説明していきます。その際には"記述精神病理学的な方法"を基本とします。

　また，全体を通して留意する事項としては，たとえば，主語を明確にして記載することや，何かを引用するときにはそれがどこからの引用であるのかを明確にしながら記載するといったことがあげられます。また，鑑定人の主観的評価はできるだけ避けて客観的評価を主軸として記載する部分もありますし，あえて鑑定人による評価を中心に言及すべき部分もあります。重要なことは，読み手が主観的評価か客観的評価かがわかるように，明確に区別して記載することです。また，鑑定書のなかには，一文が非常

に長く，そのなかに主観的評価を含む表現が曖昧に内包されているような文章を見かけることがあります。客観的な評価の記述と，主観的な評価の記述が混じっていると，読み手の評価もブレてしまいます。繰り返しになりますが，自分の推測ではこう考えますという点を明確にして，それが一般的な医学的な見解であるとか，全体としての結論であるかのような誤解を与えないように，常に記述方法については注意を払う必要があるでしょう。

　被疑者・被告人の供述の記録を取るときには，一問一答式で，できるだけ言葉通りに正確に書くことが基本です。鑑定書の中に被疑者・被告人の供述を引用する際にも，より高い信憑性（しんぴょう）を持たせるためには，こういう質問に対してこのような文言で答えたということを会話形式で書くと，話の流れが非常にわかりやすくなり，全体の理解にもつながります。

　もし専門用語を使う場合には，正確に使用してください。たとえば，「妄想」という言葉は専門用語ですが，一般の人も「妄想」という言葉を日常の会話の中で使うことがあります。しかし，一般の人が使う「妄想」という言葉と，精神科医が鑑定書のなかで使う「妄想」という言葉は本当に同じなのでしょうか。一般の人はより広い意味合いで使用していることが多いようですが，医学の中では，「妄想」の定義としてその内容が事実ではないことや，持続していること，訂正不能なことなどいくつかの条件があります。ですから，一般用語化している専門用語については特に気をつけて使用する必要があります（p.113，116 も参照）。また，どんなに気をつけて使用したとしても，専門用語はたくさんありすぎると，裁判員にとっては内容自体が理解しにくくなりますので，なるべく使用しないか，使う場合でも極力頻度を少なくするなどの配慮が必要です。

　そして最後に，鑑定書が完成したら何度も読んで誤字脱字がないことも確認しましょう。鑑定期間に余裕がないと，細かい確認をおろそかにしがちですが，鑑定書は証拠として残る場合もありますので，後で自分が恥ずかしい思いをしないように気をつけましょう。

診断名がつかないとおかしいわけではない

　鑑定を依頼された場合，ほぼ全例において求められる鑑定事項は「精神障害の有無」についてです。そして，精神障害がある場合には，その程度や，精神障害が事件にどのような影響を与えたのかについても求められることになります。

　一般的に言えることだと思いますが，「精神障害がありますか」と質問されると診断を求められているように受け取りがちで，何らかの診断名を見つけようと積極的に考えてしまうような傾向があります。しかし，実際には被疑者・被告人に精神科の診断名がつかない場合もあります。精神障害が疑われたからこそ精神鑑定が依頼されたという背景もあるかとは思いますが，専門家からみて，これは精神障害の範疇にはないという判断であれば，「(精神科の) 診断なし」とはっきりと記載することはむしろ当然のことです。

　精神科の診断がつかないとなると，2つ目の鑑定事項である「精神障害があるならば，その精神の障害が事件にどのような影響を与えたのか」という質問についても，当然，該当しないということになります。そうなると，鑑定書自体が成立しないのではないかと心配になるかもしれません。このような場合には，通常，1つ目の鑑定事項に対しては，鑑別診断となった障害を除外した経緯や，「診断なし」とした根拠について記載しています。また，2つ目の鑑定事項に対しては，精神の障害以外に何がどのように事件に影響を与えたのかを丁寧に書き尽くすようにしています。

　精神鑑定の最も重要な目的であり，裁判官や裁判員，検察官が求めていることとは，精神科診断が何かということではなく，診断の有無にかかわらず，そうした結論に至るまでの過程や根拠をわかりやすく説明することなのです。ですから，診断がある場合も，診断がない場合も同等に，審議に大きな役割を果たす重要な結果として，自信をもって明記してほしいと思います。

鑑定の領域は精神医学の領域に絞る

　そのほかにも鑑定結果の内容に関して注意すべきこととしては，精神鑑定の領域を明らかに超えた事柄についても判断していないかという点です。先にも述べましたが，たとえば放火事件を扱った際に，「火をつける」という行為が故意なのか過失なのかという判断は法的な領分です。同様に，この人が犯人なのか，犯人ではないのかといった判断についても，法律家に任せるべき事項です。しかし，こうした事実認定が明確に示されていない場合，精神の障害と事件との関係を説明しにくいこともあり，鑑定面接のなかで聴き取った内容から事実認定がなされていない点までも言及してしまいがちです。あくまでも鑑定の領域は精神医学のみに絞って行うということが大切です。

　一方で，最近は鑑定依頼を受ける時点で，このような場合分けの判断を求められることもあります。そうした場合には，すこしやりにくいと感じるかもしれませんが，たとえば，放火が故意だった場合にはこう考える，過失だった場合にはこう考えるというように場合分けで，結論を出すようにします。

　また，国際的にも広く浸透している診断基準としてICDとDSMがあります。いずれの診断基準を使用してもかまいませんが，DSMで診断した場合はこう，ICDを用いて診断した場合はこう，というように両方の診断名を併記して記載してもよいでしょう。DSM-5については，2013年に改訂され，分類方法や判断基準などが変更されました。精神鑑定では，古い診断基準や，古い診断名を使って説明をしていると，最新の医学知識がアップデートされていないのではないかと疑問を持たれ，鑑定自体の信憑性が疑われてしまう可能性がありますので新しい診断基準を使うようにしましょう。ただし，どんな診断基準も改訂当初は，専門家の間でもその内容がまだ十分に浸透していない場合もありますので，より親切な方法としては，新しい診断基準で検討した後に，古い診断基準にあてはめるといずれに該当するのかを説明してもよいでしょう。今後，ICDの改訂も予定され

ていますのでその点も留意して記載するようにしてください。

　それから，鑑定主文は簡潔に，あくまでも最終結論のみを記載します。そして主文が鑑定事項に対応した内容になっているかどうかも確認する必要があります。最終結論に至るにあたっては，鑑定助手や他の医療スタッフとディスカッションを行ったり，法律家の視点から疑問を持たれそうなところについてもあらかじめ推測して，さまざまな視点から検討しておくとよいでしょう。説明の際にはそうした思考過程を交えて解説すると，理解を得られやすいかもしれません。こうしてさまざまな仮説や考察がディスカッションされると，あれもこれも鑑定書に記載したくなりますが，依頼された事項以外に言及することは控えるというのもスマートなやり方です。特に精神病理的な考察は鑑定主文には含めず，どうしても説明が必要な場合には主文の解説として別枠に記載するようにします。

　一方で，鑑定事項にはない事柄であっても伝えておいたほうが，被疑者・被告人にとってもメリットがあると思われる内容もあります。たとえば，社会復帰はどうすべきか，あるいは治療の可能性はどうなのか，量刑施設では適応できるか，今後の医療の必要性はどうなのかといった事柄がこれに該当するかもしれません。こうした事柄については，鑑定事項とは別に「その他の参考となる事項」といった項目を立てて，必要な内容を簡潔に記述してもよいでしょう。

鑑定作業自体は簡略化すべきではない

　裁判員制度が開始されてから，精神鑑定書自体が証拠として採用されなくなった影響もあり，より短く簡潔な鑑定書を求められることがあります。最近では口頭だけで報告するという口頭鑑定が採用されることもあります。ただし"短い鑑定書"を求められたからといって，面接や検査も簡略化していいのかといったら，それは全く違います。短い鑑定書だからこそ，要点が濃縮された鑑定書にしていかなければなりません。鑑定書とは，氷山の一角のようなイメージが近いのかもしれません。水面に見える

生を知っていますよね」と出身大学の教授の名前を出してきました。そして，被告人によれば，自分はその教授の外来を受診しており，◯◯と診断されていたことや，そのほかにもやはり高名な先生の名前をあげて，◯◯先生からは脳波に異常があると診断されたなどと説明してきました。この被告人は詐病を装っていたケースでしたので，高名な先生の名前をあげて鑑定人にプレッシャーを与えようとしたり，◯◯と診断されているといって鑑定人に先入観を持たせようとしたと思われます。この件を通して，個人情報を被告人の前で無防備に話すことによって，その後の鑑定面接にも支障をきたす可能性があることを実体験しました。こうした影響は鑑定面接だけでなく，ほかにも著者の行った鑑定結果を不服に思った被告人が，出所後に著者の出身大学に連絡を取ったり，元の職場に繰り返し電話をかけてきたりしたこともありました。

　ですから，人定尋問の際にはあらかじめ必要事項を書面で提出しておき，裁判官からは「書面の通りですね？」というように個人情報を公開しないかたちで質問をしてもらうというのも，ひとつの方法かもしれません。

　人定尋問に関する手続きについてもあらかじめ裁判所に相談しておけば，できるかぎりの配慮をしてくれると思いますので，確認しておくとよいでしょう。

尋問されそうなことを予想して，答えを準備しておく

　鑑定人への証人尋問は精神鑑定の集大成です。念入りに準備をして臨む必要があります。裁判員裁判などでプレゼンテーションを行う場合は，できれば予行演習をしたり，質問されそうなことを予想したりして，答えを準備しておくとよいでしょう。

　裁判員裁判は多くの場合，3〜5日で行われます。そのなかで鑑定人への証人尋問は何時から何時までの3時間ですというようにきちんとスケジュールが決まっています。概ねの流れとしては，最初に鑑定人からプレゼ

ンテーションを行い，次に主尋問，反対尋問，そして最後に補充尋問という順番になっており，それぞれの間には適宜休廷が入ります。

　大切なことはスケジュールを遵守することです。通常，個人的な講演会などでは質疑応答などに対応していると，10〜15分程度時間を延長してしまうことがあるかもしれません。しかし，証人尋問としてのプレゼンテーションでは規定の時間を大幅に超えてしまうと，その後の公判期日にも影響してしまいますので，必ず時間内にまとめて話せるように準備をしておきます。

　尋問の時間については，裁判員制度ではない裁判の場合には，最初に口頭で簡単に鑑定結果を報告し，その後15〜20分の短時間の尋問で終了となる場合もありますが，逆に弁護側からの尋問だけでも3時間以上にわたって行われた事件もありました。事件の大きさや裁判所の方針によっても時間配分は異なりますので，そういったことも事前のカンファレンスの際に，法曹三者と協議しておく必要があります。

　一方，裁判員裁判の場合には，先にも触れた通りスケジュールを遵守する必要がありますので，あらかじめ質問事項を提出してもらい，鑑定人も回答の骨子を用意したうえで尋問に臨むという方法をとることもあります。それでは真の尋問にならないのではないかという疑問を持たれるかもしれませんが，裁判の一番の目的は，被告人の責任能力や量刑などを正しく判断することです。そのためには裁判員に正しく理解してもらうことが大前提となりますので，よりわかりやすい審議を導くためのひとつの工夫でもあります。

　裁判員制度が開始される以前には，検察官も弁護人も自分たちの尋問事項は明かさず，鑑定人尋問を戦略的に利用しようとする対立構造が認められることもありました。しかし，現在はそうした明らかなバトルのような体裁がとられることは稀で，あくまでも裁判員が主体となり，理解や心証をどのように形成させるかということに重点が置かれています。検察側と弁護人側で同じような内容の尋問であれば，整理して一つにするべきですし，相手を糾弾するような尋問よりも，実のある尋問により疑問を解消す

るという点では，初めに質問事項，回答事項を整理しておくことは理想的な形かもしれません。

質問が不明確なときは躊躇せずに確認をする

　法廷という場はとても緊張する空間です。通常は法廷の真ん中にある証言台に立って，前方の壇上にいる裁判員と裁判官に向かって尋問に答えるのですが，後ろにもたくさんの傍聴人がいますし，被害者のご遺族が傍聴していることもありますので，非常に重々しい雰囲気となります。

　そのような環境のなかでは，相手からの質問がよく理解できなかったり，予想外の質問に面食らってしまい，質問と回答が咬み合わなくなることもあります。また，証人のほうから，壇上の裁判官や裁判員に質問を聞き返すことにはなんとなく遠慮もあり，こちら側の推測だけで回答してしまうようなことも起こります。しかし，それでは質問にきちんと答えられておらず，結果として審理にも影響を及ぼすようなこともありますので，質問の意味がわからなかった場合には「もう一度質問をお願いします」あるいは「それは何々という意味でしょうか」などと確認をするようにします。

　また，わからないことを質問された場合には，もちろん「わかりません」と回答してもかまいません。専門家として意見を求められていると，自分の専門外の事柄であっても何か答えなければならないように感じて，不正確な情報でも答えてしまうことがあります。しかし，そうした不正確な情報を元に裁判員が判断してしまうことのほうが，結果として大きな影響を及ぼしてしまうため，わからないことはわからないと回答したほうが誠実な姿勢といえます。

　裁判員からよく聞かれる質問としては「この人は治療をすれば治りますか？」とか「刑務所でもこういう治療はできますか？」というものがあります。著者の場合には，以前に矯正施設で勤務していた経験などもあり，刑務所ではこういう治療は導入していますが，こういう治療はあまり行わ

れておりませんといった程度には回答することが可能です。しかしそれでも現役で刑務所に勤めているわけではありませんので，最新の情報ではありません。矯正施設の治療の現状について詳しい精神科医は決して多くはありませんので無理して答えず，「わかりません」という回答であっても鑑定の信頼性を損なうようなことはないと思います。

　裁判員裁判の場合には，その後の裁判官と裁判員による協議の場で，裁判官から詳しい説明がなされたり，不足している情報については適宜補充されるものと思いますので，法廷のなかでは自分が本当に自信を持って言えることだけを答えるようにしましょう。

　また，広く社会的にも知られるような大きな事件の裁判では，尋問を終えた後に外でマスコミ関係者が待っていて取材を受けることもあります。しかし，公判が終わるまでは守秘義務がありますので，個別の事例に関しては答えないなど，メディアへの対応については十分に気をつけましょう。

12. 鑑定の終結

作業終了後，預かっていた鑑定資料をすべて返却する

　公判での鑑定人尋問を終えると，鑑定費用の請求を行います。そして預かっていた鑑定資料を，検察庁，弁護人，裁判所，あるいはご家族など，それぞれの入手経路を通じて返却したところで，一連の精神鑑定の作業が終了となります。著者は，公判での証人尋問が予定されている場合には，尋問に備えて鑑定資料は公判の後に返却するようにしていますが，特に起訴前鑑定の場合には，鑑定面接を終え，鑑定書を提出した時点で，資料も返却する鑑定人もいます。

　また，証人尋問が終わった後には，可能な範囲で法的な判断結果などに関する情報を集めるようにしましょう。判決文については必ずしも入手できるとは限りませんが，判決や尋問に対する裁判員の感想などについて知っておくだけでも大変勉強になります。こうして，本当の意味ですべての

鑑定作業は終結を迎えることになります。

作成した鑑定書の保管，情報管理に注意する

　鑑定書の原本は裁判所や検察庁に保管されていますが，鑑定書の写しや鑑定資料はどのように保管，あるいは処分すればよいのでしょう。実はこれに関しては明確な規定はありません。鑑定書を提出した後に，証人尋問などが予定されている場合には当然，保管しておきますが，著者の場合には，それ以降も，別の鑑定を実施する際の参考として一定期間は鑑定書を保管するようにしています。ただし，鑑定書や鑑定資料には莫大な個人情報が詰め込まれていますので，保管には厳重な注意が必要となります。

　また，鑑定作業を通して知りえた情報については，むやみに周りに語らないというモラルが必要です。私たちは医師として鑑定を行っていますので，公判が終了した後であっても，医師－患者間の守秘義務が発生します。さらには鑑定書に記載した事柄以外にも，また，被疑者・被告人以外の関係者からも，鑑定人はたくさんの情報を集めていると思いますが，もちろんそれらも同様です。2009年には，鑑定結果や資料をジャーナリストに漏らしたことで有罪判決となった事件がありましたが，たとえそれが被疑者・被告人の社会復帰支援のためであっても，法に触れる可能性があることをよく理解しておく必要があります。

13．鑑定意見のまとめ方

　ここで，あらためて鑑定書作成にあたっての留意事項，重要事項をまとめて示したいと思います。

鑑定意見の基本的な骨格

　鑑定意見の基本的なを骨格は，「精神障害の診断」と「精神障害と事件

の関係」についてです。後者については，精神の障害が本件犯行にどのように影響を与えたのかについて検討していきます。ここでは「強い」「弱い」「著しい」などといった主観的な程度を求められることがありますが，最も重要なことは具体的な影響の仕方について，そのメカニズムを説明することであり，これが鑑定意見の中核となります。

精神障害と事件の関係

　以前は刑事責任能力鑑定といえば，被疑者・被告人は心神耗弱(こうじゃく)だったか，心神喪失(注18)だったかといった最終的な法的判断についても求められることが多かったのですが，近年は，こうした法的判断は精神医学のなかで判断する範疇にないとして，明確な結論を求められない傾向があります。しかし，求められないからといって，なにも考えなくてよいというわけではありません。明確な意見は提示しないまでも，鑑定人の頭の中にはある程度のイメージは持っているのではないかと思いますので，鑑定助手や他の経験者らとのカンファレンスのなかで，責任能力についても議論しておくことは鑑定人自身の頭の整理にもなる，有意義な作業ではないかと思います。

　ただし，そうした意見を法廷にも持ち出してしまうと，裁判官や裁判員を混乱させてしまったり，一番には，誘導させてしまう原因となりえますので注意が必要です。特に裁判員については，自分たちは法的にも医学的にも素人だという考えが強くあります。鑑定人が医師として，あるいは鑑定のプロとして心神喪失だとか心神耗弱だといった意見を述べてしまうと，鑑定人の判断に迎合してしまう可能性がありますので，鑑定人は，自らの発言ひとつひとつに対しても十分に注意を払う必要があるのです。

　鑑定の技術向上に向けて最も重要なことは，「努力」と「相談」そして

(注18) **心神喪失，心神耗弱**：精神障害などのために善悪を判断することが全くできない状態が心神喪失。同じく判断能力が著しく低下している状態が心神耗弱。

「指導」です。

この3つを遂行して，鑑定人がまた新しい鑑定人を育てていくというサイクルを作っていける教育システムが作られることが期待されます。

精神鑑定の実施方法の総まとめ

ここまでに精神鑑定の実施方法について，細かく説明してきましたが，最後に，ポイントとしてまとめましたので，一緒に振り返ってみましょう。

オーソドックスな精神医学で判定する

犯罪をしたから，あるいは残虐な犯罪をしたからといって，必ずしも精神に異常があるわけではありません。逆に精神障害があるからといって，それが本件犯行に関連しているかどうかについても安易には結びつけられません。

また，犯行態様からみると，30回もナイフで刺したということは精神に異常があったに違いないというような見方をする人がいます。実際にたくさんの殺人事件の態様について知る機会がありましたが，本当に殺しをプロとしている人でない限りは，大体は初めての犯罪，初めての殺人であるわけです。そのときに，1回刺して終わる場合もあれば，刺したことで半分パニック状態になってしまい，わけもわからないうちに何度も刺してしまっていたという場合もあります。あるいはまた，刺した後にその人が蘇ってくるような恐怖感から何回も刺してしまったというケースもあります。

何回も刺すという行為をとっても，単に恨みがあるからなのか，非常に興奮していたのか，あるいは著しく動揺した結果だったのかなど，さまざまな背景があります。犯行態様だけをみて，その人が異常な精神状態であったのかどうかも，精神の障害があるのかどうかも判断はできないという

ことを理解したうえで，まずはオーソドックスな精神医学に照らして判断することが大切になります。

主観と客観を分ける

　主観と客観を明確に分けることも大切です。鑑定書では，本人が言った話なのか，他の関係者から聞いた話なのかが区別できるように記載します。たとえば，「本人によれば……」「本人の実母○○によれば……」というように，"～によれば"という部分をつけて，誰の発言なのかがわかるように記載したり，鑑定資料からの引用であれば，文末に「～である（平成○年○月○日付○○〔氏名〕員面調書）。」というように記載します。

　客観的な事実なのか，鑑定人の判断や推測なのかも，もちろん区別して記載する必要があります。また，求められた鑑定事項にちゃんと答えられているか，自分の答えが的を射ているかということもよく確認をします。

自分の役割を果たす

　鑑定人の役割というのは，事件をめぐるすべての問題を解決するような探偵とは異なります。犯人性の問題や，故意か過失かという問題については法律家に任せ，**事件と精神の障害がどのように関係しているか**という精神科医としての専門領域にのみ集中して，役割を果たすことが求められています。もし法律的な概念について意見を求められたとしても，専門外の分野について回答しないことは決して失礼には当たりません。

偏らない

　たどり着いた結論が，検察側，弁護人側のいずれかに有利に働いてしまうことは当然あります。しかし，あくまでも鑑定人の立場は中立です。鑑定を行う際には，鑑定の依頼主がどのような立場であっても，鑑定人は偏

った考えを持たないように注意して臨みます。

サービス精神を出し過ぎない

　鑑定人は中立の立場であるべきだといっても，たとえば，弁護人から依頼された鑑定では弁護人の意向に沿った結論を，検察側から依頼された鑑定では検察側の意向に沿った結論を書きたくなるというのが心情かもしれません。しかし，冷静に中立性を保つことこそが精神鑑定の最も大切なところのひとつです。安易に一方の考えに迎合することがないように，信念を持って取り組み，サービス精神を出し過ぎないように注意しましょう。

限界を超えない

　自分の限界を超えてはいけません。わかる範囲で答え，わからないところはわからないと答えましょう。たとえば，簡易鑑定を依頼された場合には，検察側としては起訴すべきかどうかの結論を明確に提示してほしいと思っているかもしれません。しかし，短時間の面接のなかでは十分に判断できず，結論に不安がある場合には，本鑑定の必要性を述べるだけでも，十分質問に答えていることになります。特に限界の多い簡易鑑定では，むしろ結論を保留するほうが誠実な場合もありうるということです。

できるだけ相談をする

　診断や事件との関係について考える際には，一人だけで結論を出そうとしないことも大切です。どんなに冷静に検討したとしても，どこか偏りが生じる可能性がありますし，意外な，しかし大切な点を見逃しているということもあるからです。
　また，複数の目で検討するという点では，鑑定結果のみならず，鑑定面接も同様です。できることなら自分以外の医師にも，鑑定助手として被疑

者・被告人に直接会ってもらえるように設定します。

　たとえば被告人が男性の場合，女性に対しては礼節を保っているけれども男性に対してはとても威圧的に接するというケースが実際にありました。逆に女性の鑑定人に対して，意図的に性的な話を持ちだして動揺させるようなこともあります。このような実例からも，一人で結論を出すのではなく，複数人でうまくチームを組んで，さまざまな角度から観察し，結論を出すことが大切なのです。

法廷では冷静に

　法廷での尋問の際には，時に非難を交えた質問をされることがあります。そういう質問をされるときというのは，相手側も不利な立場に立たされて窮しているときです。そう考えて，冷静に中立性を保って判断することが大切です。

第6章

鑑定人は何をみているか

精神医学の診たてと治療

　鑑定面接にあたって，鑑定人は被疑者・被告人の何をみているのでしょうか。たとえば，一般精神医療における診断の際には，一人ひとりが持つ生物学的，心理学的，社会学的要件を分析して，ひとつの診たて（診断）を作ることになります。そして，その診たてに基づいて，精神療法，心理療法，疾病教育，薬物療法，環境調整，リハビリテーションなど，それぞれの個人に合った適切な治療方法を考えていくわけです（図6-1）。

　精神鑑定の場合も基本的には同じです。精神鑑定の目的はあくまでも精神障害の診断と，その精神障害が事件に与えた影響に関する評価ですので，治療については全く触れてはいけないような印象があるかもしれません。しかし多くの場合は診断で終わりにするのではなく，治療に結びつけるところまでも考察し，必要に応じて参考意見を述べています。

　具体的には鑑定書の最後の部分に「その他の参考となる事項」といった項目を作成して，その後の処遇や医療の必要性や福祉的介入の必要性などについて付言します。ただし，そうした医療の必要性などの事情を責任能力の判断材料にすることはありませんので，注意が必要です。

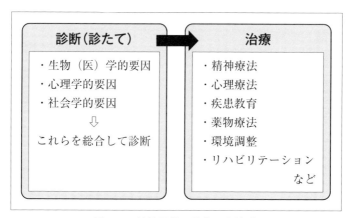

図 6-1　精神医学の診たてと治療

精神疾患を診断するにあたって

　精神疾患を診断するにあたって，かつては「外因性・器質性」，「心因性」，「内因性」の3つに大きく分けて整理していました。たとえば，「外因性・器質性」というのは，頭部外傷や脳腫瘍などによって引き起こされた精神疾患や，てんかん，脳血管性認知症などの脳の器質的な疾患によるものを指します。「心因性」とは，何らかのストレス環境などにより生じた心理的なストレスを原因として引き起こされた精神疾患を指し，神経症や適応障害，ヒステリーといったものがあてはまります。そして，「内因性」とは統合失調症やうつ病といった遺伝的要因も含めた個体の内的要因によって生じる精神疾患を分類していました（図6-2）。

　近年は「外因性・器質性」「心因性」「内因性」という疾患の成因からみた分類は主流ではなくなりましたが，疾患の性質を考えるうえでは重要な視点のひとつでもあります。さまざまな視点から疾患を検討しておくことは，その先の責任能力について検討する際にも役立つことがあります。

　精神鑑定面接では診断を目的とするだけではなく，被疑者・被告人という人間全体についても注目しています。たとえば，被疑者・被告人の知能

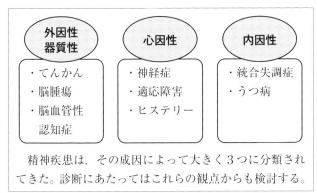

図 6-2　成因からみた精神疾患の分類

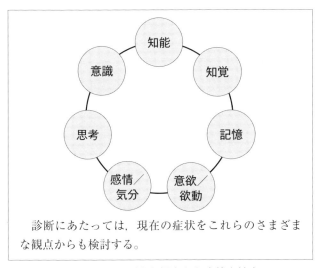

図 6-3　さまざまな観点から症状を精査

はどうか。知覚的な異常はないか。記憶，意欲／欲動はどうか。感情／気分に変化はないか。思考のスピードや思路はどうか。意識はどうかなどさまざまな角度からみていきます（図 6-3）。もちろん，こうした視点は，一般精神科臨床においても共通するもので精神鑑定に特化したことではありません。

精神科診断に関する考え方

　一方で，精神鑑定においては，一般精神科臨床とは異なる視点もあります。それは診断に関する考え方です。

　世界的に使用されている診断基準マニュアルとしては，WHOによるICD-10（International Statistical Classification of Diseases and Related Health Problems：ICD，疾病及び関連保健問題の国際統計分類）とアメリカ精神医学会によるDSM-5（Diagnostic and Statistical Manual of Mental Disorders：DSM，精神疾患の診断・統計マニュアル）があります。いずれも記述精神医学（descriptive psychiatry）に類型されるもので，すなわち，患者の外的徴候と行動現象の詳細な記述を元に診断していくという方法論を基礎としています。後者のDSM-5は2013年に改訂され，日本語版が出版されたのは2014年ですので，現段階では，まだDSM-Ⅳ-TRのほうが馴染みがあるという方もいるかもしれません。そこで両方の診断基準を照らし合わせながら確認してみます。

　まず，DSM-Ⅳ-TRは次のような1～17のカテゴリーに分かれています（表6-1）。

　DSM-5では19のカテゴリーに分類されています（表6-2）。

　DSM-5では多軸診断が廃止され，新たにディメンション診断（多元的診断）という方法が取り入れられました。いくつかの障害名はまとめられたり，追加されたり，あるいは別のカテゴリーに分類されたりといった違いはありますが，診断基準のなかに入っている障害自体には大きな変化はありません。

　実は，DSM-Ⅳ-TRにもありましたが，改訂されたDSM-5にも，司法分野における本マニュアルの使用方法に関する注意書きがあります。

　まず1つ目は，DSMの診断基準は，治療のガイドラインのために作られたものであり，裁判や法律の専門家が実務のなかで使うために作られたものではないという点です。DSM-5分類，診断基準などをそのまま司法

表6-1 DSM-Ⅳ-TRの項目

1	通常,幼児期,小児期または青年期に初めて診断される障害
2	せん妄,痴呆,健忘性障害,および他の認知障害
3	一般身体疾患による精神疾患
4	物質関連障害
5	統合失調症および他の精神病性障害
6	気分障害
7	不安障害
8	身体表現性障害
9	虚偽性障害
10	解離性障害
11	性障害および性同一性障害
12	摂食障害
13	睡眠障害
14	他のどこにも分類されない衝動制御の障害
15	適応障害
16	パーソナリティ障害
17	臨床的関与の対象となることのある他の状態

的文脈にあてはめて使用することは,誤用や誤解につながる危険があることが記載されています。

司法場面でのDSM-5使用に関する注意書き①

　DSM-5に入れられた精神疾患の定義は,法廷や法律の専門家の専門的要求のすべてに対応するというより,臨床家,公衆衛生の専門家,研究者の要求を満たすよう開発作成されたことに留意することが重要である.(中略)DSM-5分類,診断基準,本文の記載が司法的な目的のために用いられるとき,診断に関する情報が誤用されたり誤解されたりする危険がある.

『DSM-5精神疾患の診断・統計マニュアル』(医学書院) p.25より引用

(①と下線は著者によるもの)

表6-2　DSM-5の項目

1	神経発達症群／神経発達障害群
2	統合失調症スペクトラム障害および他の精神病性障害群
3	双極性障害および関連障害群
4	抑うつ障害群
5	不安症群／不安障害群
6	強迫症および関連症群／強迫性障害および関連障害群
7	心的外傷およびストレス因関連障害群
8	解離症群／解離性障害群
9	身体症状症および関連症群
10	食行動障害および摂食障害群
11	排泄症群
12	睡眠-覚醒障害群
13	性機能不全群
14	性別違和
15	秩序破壊的・衝動制御・素行症群
16	物質関連障害および嗜癖性障害群
17	神経認知障害群
18	パーソナリティ障害群
19	パラフィリア障害群

　本診断マニュアルの中をみますと，それぞれの障害に特徴的な症状が項目としてあげられています。診断にあたっては，該当する症状項目にチェックをしていき，基準数を満たすかどうかで判断する方式になっています。したがって，たとえば，特徴的な症状9項目中5項目以上にチェックがついたからこの人はこの診断に該当するといった乱暴な使い方をすれば，精神科を専門とする医師以外にも診断されうることになります。そうした使い方に警鐘を鳴らす意味でも，DSM-IV-TRでは，「注意書き」として「これらの基準を正しく使用するためには，一定の知識と臨床技術を獲得するための特別の臨床研修が必要である」と明確に記載されていまし

た。その考え方は DSM-5 にも引き継がれています。

医学的な病名と犯罪行為は異なる

　もう一度表 6-1 を見てください。DSM-IV-TR の 11 に「性障害および性同一性障害」というカテゴリーがあります。表 6-2 に DSM-5 に掲載されているカテゴリーを示しました。DSM-5 では，これに該当するカテゴリーは 19「パラフィリア障害群」になります。これらのカテゴリーに含まれる障害としては，窃視障害，露出障害，窃触障害，小児性愛障害などがあります。窃視症というのはいわゆる「のぞき」です。露出症は公然で自分の性器を露出するといった行動を含む障害ですが，これは法的には公然わいせつ罪にあたります。窃触症というのはいわゆる痴漢行為に該当します。小児性愛障害というのは小児に対する性的愛好を示す人を指しますが，こうした願望を実際に行動化すれば，犯罪行為に該当します。
　ですから，診断マニュアルに掲載されている診断名に該当したからといって，病気（障害）があるから罪に問えないということを指しているわけではありません。治療という視点で見ればそれぞれの現象に対して病名をつけることができますが，同じものを別の視点，法律の視点から見てみると，それは刑罰に値する犯罪であるともいえるのです。こうした医療と法律の目的の違いをきちんと区別して理解したうえで，DSM という診断マニュアルを使用する必要があるということです。
　そのほかにも DSM-IV-TR にある，14「他のどこにも分類されない衝動制御の障害」と，DSM-5 にある 15「秩序破壊的・衝動制御・素行症群」という項目には，類似した障害が含まれています。具体的には，放火症，窃盗症，反社会性パーソナリティ障害や他の特定される秩序破壊的・衝動制御・素行症などが含まれています。
　簡単にいうと，放火症は放火を繰り返してしまう障害であり，窃盗症は窃盗を繰り返してしまう障害ですから，医療という視点だけから見ると，治療に値するひとつの病気として捉えられます。しかし，全く同じ現象を

法的な視点から見てみると，それは放火や窃盗という犯罪行為に該当します。

DSM-5の注意書きには，

> **司法場面でのDSM-5使用に関する注意書き②**
> ほとんどの状況で，知的能力障害（知的発達症），統合失調症，認知症，ギャンブル障害，小児性愛障害のようなDSM-5の精神疾患の臨床診断は，その疾患をもつ人が，<u>精神疾患の存在または特定の法的な要件（例：法的行為能力，犯罪責任能力，法的行為無能力）のための法的基準を満たすことを意味しない</u>．
>
> 『DSM-5 精神疾患の診断・統計マニュアル』（医学書院）p.25 より引用
>
> （②と下線は著者によるもの）

と記載されています。精神科診断がついたからといって，いわゆる法的にいう「精神の障害」とは異なるということをよく理解したうえで，鑑定に臨みましょう。

よく依頼される鑑定事項

精神鑑定においてよく依頼される鑑定事項としては，以下の2つがあります（表6-3）。

1. 被告人の犯行当時及び現在における精神障害の有無及び程度は精神医学的な「診断名」についての質問です。多くの場合には，犯行当時の診断と現在における診断という2つの時点における診断名を聞かれます。両者の診断名が同じ場合には，「犯行時及び現在においても，○○に罹患していた」などと記載することになります。2つの事件で診断名が異なる場合には，「犯行当時には○○に罹患していた」「現在は○○に罹患している」というように分けて記載します。なお，鑑定主文のなかでは，診断名のみを記載します。診断に至る過程については，その後に別に項目を立て

表6-3　よく依頼される鑑定事項

1. 被告人の犯行当時及び現在における精神障害の有無及び程度
   → 　診断名
2. 犯行当時被告人に精神障害が存在していた場合，同障害が本件犯行に与えた影響の有無，程度及び影響の仕方（機序）
   → 　疾病（障害）と事件との関係

て，詳細に記載していきます。

　2．犯行当時被告人に精神障害が存在していた場合，同障害が本件犯行に与えた影響の有無，程度及び影響の仕方（機序）は，1で診断した精神の障害が本件犯行にどのように影響を与えていたのかといった「疾病（障害）と事件との関係」についての質問です。ここでも，鑑定主文のなかで回答する際には，たとえば「被告人の精神障害は，本件犯行に影響を与えていた」などと最終的な結論のみを端的に記載します。どの症状がどのように影響していたのかといった詳細については，主文のなかでは記載しません。そして，1と同様に，主文とは別に項目を立てて，そのなかで病気の症状がどのように影響したのかについて，細かく精神医学的な説明を踏まえたうえで，事件との関係を時系列で説明をしていきます。

鑑定の考察にあたっての7つの着眼点

　平成18～20年度の厚生労働省「他害行為を行った者の責任能力鑑定に関する研究班」研究では『刑事責任能力に関する精神鑑定書作成の手引き』を発行しています（p.103も参照）。このなかに，鑑定の考察にあたっての7つの着眼点というものがあります（表6-4）。

　この7つの項目は，精神鑑定の経験が豊富な専門家らが数多くの鑑定書や判決文を精査した結果，裁判官や法律の専門家たちが事件時の責任能力を判断するにあたってどのような点に着目しているのかについてまとめた項目です。

表6-4　鑑定の考察にあたっての7つの着眼点

> **鑑定の考察にあたっての7つの着眼点**
> a．動機の了解可能性／了解不能性
> b．犯行の計画性，突発性，偶発性，衝動性
> c．行為の意味・性質，反道徳性，違法性の認識
> d．精神障害による免責可能性の認識の有／無と犯行の関係
> e．元来ないし平素の人格に対する犯行の異質性，親和性
> f．犯行の一貫性・合目的性／非一貫性・非合目的性
> g．犯行後の自己防御・危険回避的行動の有／無
>
> ※これらはあくまでも確認や整理のための着眼点であるから，各項目は，"ニュートラル"に位置づけて，たとえば①であれば了解の可能性と不能性の両面から，⑥であれば合目的性と非合目的性の両面から，とらえるという姿勢が求められる。
> ※どれか1つが該当したからとか，どれか1つの項目でも該当しないから，あるいは何項目あてはまったので，といったことで判断をするような性質のものではない（たとえば「基準」のようなものではない）ことにも十分に注意が必要である。

　ここでは7つの項目が取り上げられていますが，これは精神鑑定書の中でこれらの7つの項目について回答するように求めたものではありません。7つの項目の後にも，「これらはあくまでも確認や整理のための着眼点であるから，各項目は，"ニュートラル"に位置づけて，たとえば①であれば了解の可能性と不能性の両面から，⑥であれば合目的性と非合目的性の両面から，とらえるという姿勢が求められる」という注意書きを添えています。

　こうした項目が並んでいると，「あり」「なし」で結論づけたり，「あり」の項目が7項目中○項目といったように，該当数を計算したりといった使い方をされてしまうことがありますが，あくまでも着眼点を示したものであり，該当数で責任能力を判断するものではありません。これらのいずれの項目も，鑑定人に求められているのは各項目の「あり」「なし」で

はなく，たとえば「事件の動機の了解性」であれば，動機の了解性に関して精神の障害がどのように影響していたのかについての機序を説明することが大切になります。誤った使い方をしないように留意して利用してほしいと思います。

さて，これらの項目には回答をしなくてもよいと言いながらも，なぜここに提示しているのか。着眼点としてあげられたポイントは，法律家の視点から法廷などでも問われる可能性が高いからです。証人尋問の際には，たとえば「犯行に計画性があった場合には，結論が変わりますか？」といった質問や「被告人は動機についてどのように言っていましたか？」「本件犯行に，被告人の人格はどう影響していますか？」というような質問を裁判官や裁判員から受けることもあります。

鑑定書の中にこれらの着眼点について記載するかどうかは，個別の判断が必要ですが，少なくとも，こうした視点からも事件を検討し，法律家からの質問に対しても，納得が得られるような回答を私たち自身が持っていることが大切です。前もって法律家からの質問を想定して，鑑定書のロジックを確認しておくことで，証人尋問の際にもスムーズな回答ができるのではないかと思います。

第7章

精神鑑定書：作成の実際

鑑定書書式

　鑑定依頼の受け方から終結まで，精神鑑定の基礎について理解したところで，具体的な鑑定書の書き方についても紹介していきたいと思います。

　まず，精神鑑定書というとどのようなものを想像しますか。表7-1は約10年前に著者が作成した実際の鑑定書の目次です。全体の雰囲気を想像しやすいように，目次の最後には，鑑定人の署名の部分も抜粋して記載してあります。縦書きの体裁になっているところからも時代の流れを感じるかもしれませんが，実は，これは著者が作成した最後の縦書きの鑑定書でした。鑑定書の作成にあたっては一定の書式のような規定はありませんでしたが，代々受け継がれてきた流れがありますので，以下に簡単に説明します（文献：安藤久美子〔2000〕刑事簡易精神鑑定の実際．こころの臨床 à·la·carte, 19, 425-430 より）。

　(1) **緒言**　はじめに記載するのが「緒言」です。ここでは，鑑定依頼日や依頼主，鑑定の経過（面接の場所や日時等），被疑者・被告人の人定，鑑定嘱託までの経緯や鑑定事項について記載します。

　(2) **被疑事実／公訴事実**　ここでは事件の概要について，裁判所による正式な書面に記載されている事実を記載します。

　(3) **家族歴，既往歴，本人歴**　本人歴では出生から本件犯行前までの生活歴を記載します。これらは項目を分けて記載しますが，通して読むこと

表 7-1 精神鑑定書の目次

```
被疑者　○○
殺人および殺人未遂　被疑事件　精神状態鑑定書

目次
一．緒言
二．鑑定事項
三．被疑事実
四．家族歴【家族歴の小括】
五．本人歴【本人歴の小括】
　　飲酒歴、その他の薬物使用歴
六．治療歴
七．現在証
　一．身体所見
　　【身体所見の小括】
　二．心理検査所見
　　【心理検査所見の小括】
　三．面接所見（主要部分のみ抜粋）
八．本件犯行前後の心理状態
　一．総括と説明
　二．診断
　三．その他の鑑別診断について
　四．責任能力に関する参考意見
　　その他の参考意見
九．鑑定主文

平成○○年　○月○日
東京都○○市○○一-二-三
　　○○病院　安藤久美子

なお、本鑑定に要した日数は、平成○○年○月○日から○月○日までの、○○日間である。
```

でひとつの人生のストーリーを形成するような流れが生まれます。

(4) **現在証**　身体検査，心理検査，面接所見を記載します。

(5) **本件犯行前後の心理状態**　ここでは，前項で記載した生活歴に続く形で，**本件犯行前後の精神状態**を詳細に記載します。特徴としては，本件犯行前の状態を「本件犯行2カ月前」「本件犯行1カ月前」「2週間前」「1週間前」「3日前」「前日」「当日」と時系列に細かく分けて記載し，犯行までの経過を映画のシーンのように紡いでいきます。

(6) **総括と説明**　全体から導き出された**診断**と**診断にあたっての考察**を記載し，鑑定事項に応じて**責任能力に関する意見**も述べていきます。

(7) **鑑定主文**　鑑定事項に沿って結論のみを簡潔にまとめます。

(8) **日付と署名**

このように従来の鑑定書では，全体を通して人物像を明らかにし，精神状態に関する考察を行った後に，結論として最後に鑑定主文を記載し，署名をする形式になっていました。

次に，表7-2を見てください。これは現在，最高検察庁で推奨されてい

表7-2 現在の鑑定書書式

精神鑑定書	
1. 被告人	氏名 (男・女　生年月日　　年　　月　　日　現在満　　歳　事件時満　　歳)
2. 鑑定事項	
3. 鑑定主文	
4. 診断 （解説）	＃1　（コード：　　　　診断基準：　　　） ＃2　（コード：　　　　診断基準：　　　）
5. 総合（1） 障害と事件 の関係	
6. 総合（2） 刑事責任能 力に関する 参考意見	
7. その他 参考事項	
8. 鑑定日付 鑑定人署名	以上の通り鑑定する。 　　　平成　　　年　　　月　　　日　　　鑑定人
添付別紙	（別紙1）事件概要，鑑定経過等 （別紙2）診断に関する解説 （別紙3）家族歴，生活歴・既往歴等 （別紙4）犯行前後の精神状態に関する要約 （別紙5）検査所見等 （別紙6）面接所見の一部の要約 （別紙7）診断基準等 （別紙8）犯行と精神障害の関係の整理のための着眼点

出典：「刑事責任能力に関する精神鑑定書作成の手引き　平成18～20年度総括版（ver.4.0）」平成18～20年度厚生労働科学研究費補助金（こころの健康科学研究事業）他害行為を行った精神障害者の診断，治療および社会復帰支援に関する研究　分担研究　他害行為を行った者の責任能力鑑定に関する研究　研究成果（分担研究者　岡田幸之）

る鑑定書書式で，平成18～20年度厚生労働科学研究費補助金（こころの健康科学研究事業）他害行為を行った精神障害者の診断，治療および社会復帰支援に関する研究：分担研究「他害行為を行った者の責任能力鑑定に関する研究（分担研究者　岡田幸之）」の成果として開発した「刑事責任能力に関する精神鑑定書作成の手引き　平成18～20年度総括版（ver.4.0）」に掲載されているもので，著者もその開発に携わったひとりです。

この書式は，裁判員制度の施行を踏まえて，より簡にして要を得た鑑定書を作成することを目指して開発されました。従来の鑑定書は1冊の本のような厚い鑑定書が主流だったのですが，読みやすさ，わかりやすさを追求し，抄録と別紙に分かれた構成になっています。鑑定書抄録では，各項目にしたがって，被疑者・被告人の氏名，性別，年齢などを記載します。そして鑑定事項，鑑定主文，診断，診断に関わる考察として，①精神障害と事件の関係，②刑事責任能力に関する参考意見などを記載し，必要に応じて，参考事項や治療の必要性などについても付記していきます。

　家族歴や生活歴，各種検査結果や本件犯行前後の精神状態などについては，鑑定書抄録に別紙形式で追加していく形式になっており（**表7-2**），別紙形式をとることによって，抄録に目を通すだけで事件の概要や鑑定の要旨について把握することができ，そのうえで，より詳細な情報が知りたいという場合には，生活歴や家族歴，あるいは犯行前後の精神状態などの別紙を参照するといった使い方もできます。1冊の厚い本が，分冊となり薄い本がたくさんセットになったようなイメージかもしれません。

　いずれの書式にも利点があり，鑑定人による，診断過程やその論証までがストーリーとなって読めるという点では，従来の書式のほうが犯行に至った全体の流れや診断までの道筋を理解しやすいという意見がある一方で，裁判員制度の導入により，鑑定書自体が証拠として採用されなくなっている現在においては，長文の鑑定書よりも簡潔にまとまった抄録と別紙形式のほうが重要なポイントを把握しやすいという意見もあります。

　なお，現在の鑑定書書式については，ホームページからもダウンロードできます（国立精神・神経医療研究センター精神保健研究所司法精神医学研究部ホームページより）。http://www.ncnp.go.jp/nimh/shihou/tebiki40_100108.pdf

　最近は，若い医師たちの間では，抄録＋別紙形式が用いられることが多くなってきたようにも思います。ベテランの鑑定人にとっては，それまでの経験を通して何をどの程度記載していくのかという目安が頭の中にあると思いますので，検討すべき事項を漏らしてしまうような恐れはないものと思われます。しかし，経験の浅い鑑定人にとっては，きちんと記載すべ

き項目が順序立てられているフォーマットを用いたほうが記載に漏れがないだけでなく，検討すべきポイントもわかりやすいという見方もあります。そうした点からすると，初心者のうちは，抄録＋別紙形式のフォーマットを使用し，熟練してきたら自分の手法で記載するという考えでもよいのではないかと思います。

　具体的な書き方については，まずは情報（データ）の部分と考察の部分を明確に分ける従来の形式で鑑定書全体を作成してから，重要なところを抽出し，抄録として，前文，鑑定主文，データの小括，考察などをできるだけコンパクトにまとめます。そして，データの詳細を，別紙形式にまとめて抄録に添付します。

精神鑑定書ポイント別アドバイス

　次に，鑑定書の書き方のポイントを一つずつ解説していきます。巻末に実際の精神鑑定書の見本を掲載しましたので，そちらも参考にしてください（p.181を参照）。

1．被告人

- 近年は読み間違えやすい名前が多くなってきました。被告人の氏名を記載する際には，必ずふりがなもつけましょう。
- 名前だけでは判断しにくいこともありますので，性別も必ず記載しましょう。
- 生年月日とともに年齢を記載します。事件時と鑑定時の年齢が異なることがありますので，必ず2つの時点での年齢を記載しましょう。

▶正しい漢字を記載し，難しい名前にはふりがなをふりましょう。
▶年齢は事件時と鑑定時の2時点を書きます。

表7-3 精神鑑定書

1. 被告人	氏名　　　性別 生年月日　　現在満　歳，犯行時満　歳
2. 鑑定事項	1. 本件犯行時における被告人の精神障害の有無 2. 犯行当時の精神状態が本件犯行に与えた影響 3. その他の参考事項
3. 鑑定主文	1. 本件犯行時　被告人は…… 2. 3.
4. 診断	診断名 診断の根拠
5. 精神状態が事件に与えた影響等の説明	
6. その他参考事項	
7. 鑑定日付 　 鑑定人署名	

2. 鑑定事項

・鑑定事項は，裁判所が決定します。鑑定事項ごとに便宜的に番号をつけておくと，後に鑑定主文を記載する際に書きやすく，読みやすいだけでなく，記載漏らしもなくなります。また，鑑定作業の途中で鑑定事項が追加される場合もありますので，番号がついていれば，両者を混同しにくく，安心です（表7-3）。

▶鑑定事項には番号を振り，鑑定事項を構造化します。

3. 鑑定主文

・簡潔に書くことを心がけましょう。主文は，診断の経緯や考察を記載するところではありません。詳細な説明は別に項目立てをして記載することが原則です。
・鑑定事項を漏らさず回答しているかを確認しましょう。

▶簡潔さが命。説明はその後にたっぷりと。

4. 診断

- 国際的にも汎用されている診断基準によって判断し，使用した診断基準も明記します。場合によっては複数の診断基準による診断名を併記してもよいでしょう。いわゆる"従来診断"を記載する際にはその理由を付記するとともに，国際的な診断基準にあてはめた際の診断名も併記しましょう。
- 診断の根拠とした情報源についても記載してください。たとえば裁判所から提供された資料一式を精読したことや，誰と何回の鑑定面接を行ったか，また，実施した医学検査や心理検査の種類についても記載します。

▶国際的に広く浸透している診断基準を用い，使用した診断基準名も必ず記載しましょう。

5. 各障害と事件の関係

- この項目が鑑定書の最も重要な部分です。丁寧に説明し尽くすことが大切です。複数の精神障害が関係している場合には，診断ごとに事件との結びつきを説明することもありますし，事件の流れを軸に，どの時点でどんな症状が影響していたのかを説明していくこともあります。事例ごとに重要なポイントが異なりますので，最もわかりやすい記載方法を選択してください。
- 事件との関係で重要と思われる供述については，実際の問答を織り混ぜながら解説してもよいでしょう。
- 解説が長くなることで内容が伝わりにくくなる可能性もあります。内容ごとに区切って項目立てをするなど，読みやすく工夫しましょう。

▶鑑定書の最も重要な部分です。丁寧に説明し尽くしましょう。

表 7-4　添付別紙一覧表の例

添付別紙	別紙 1. 鑑定の概要
	別紙 2. 家族歴
	別紙 3. 生活歴・既往歴
	別紙 4. 本件犯行前後の精神状態
	別紙 5. 医学的所見
	別紙 6. 心理学的所見
	別紙 7. 診断基準

6. その他参考事項

- 鑑定事項以外に，障害や，障害と事件の関係について重要となる事柄があれば記載します。
- 精神障害がある場合には，医学的措置の必要性や治療の可能性，回復の見込みなどについて記載してもよいでしょう。
- 少年事件の場合には，その後の処遇についても鑑定人の意見として述べることがあります。
- ▶**医療の必要性やその後の処遇など，将来に関する記載ができます。必ず記載しなければならないわけではありません。**

7. 鑑定日付，鑑定人署名

- 鑑定書の提出日を年号から記載します。鑑定の締切日を守りましょう。

8. 添付別紙

- 抄録のほかに添付別紙がある場合には，添付した書類の一覧を記載します。最後に表 7-4 のような表を追加して記載してもよいでしょう（実際の鑑定書の一例を示しました）。

第8章

裁判員制度における鑑定人の役割

鑑定人は情報の提供者

　鑑定人による証人尋問の難しさについては先にも述べました。ここでは特に裁判員制度における鑑定人の役割について確認しておきたいと思います。

　鑑定人の役割は，鑑定書を提出して終わりというわけではありません。その後の証人尋問を終えてはじめて職務を遂行したといえます。特に，裁判員制度では，法廷の場で一般人である裁判員に対して，いかに中立，客観的にわかりやすく事実を伝えられるかが重要になります。

　法廷における鑑定人の役割は，**裁判官や裁判員の実質的な審理に役に立つ情報を提供すること**なのです。

説明が難しいと感じる精神障害は？

　ところで，ここに，精神鑑定の経験のある精神科医を対象に行ったアンケートのデータがあります（鑑定研究会のメンバーで実施）。対象は司法精神医学に関する研究会に参加している精神科医師36名です。方法は，メーリングリストを使用してアンケートを依頼し，返答を求めました。回答率は44.4％でした。

　「裁判員裁判で，説明が難しいと感じる精神障害は？」という質問に対

して,「発達障害」「パーソナリティ障害」「中毒性精神病」「急性精神病」「妄想性障害」といったものがあがりました(表8-1)。

　これらの精神障害はなぜ説明が難しいのか。一般の精神科臨床の場を考えてみると,統合失調症やうつ病の患者さんが大半を占めています。しかし,ここであげた障害をもつ患者さんに出会うことはあまり多くはありません。

　たとえば,最後にあげた「妄想性障害」ですが,DSM-5 によると有病率は約 0.2％ (DSM-Ⅳ-TR では 0.03％) といわれています。統合失調症の有病率 (1％) に比較しても稀な障害です。「妄想」という症状は統合失調症の症状とも共通していますが,幻覚を伴わず,発症年齢が遅いことが特徴です。妄想性障害をもつ人は,通常,自ら医療を求めることはほとんどないため,一般の精神科臨床のなかではあまりその病像は知られていません。しかし,司法精神医学領域からみると,確かにそうした一群が存在し,ときに殺人などの重大な犯罪に至るようなケースがあることも事実なのです。経験が少ないケースについて,裁判員にわかりやすく簡単に説明するということに難しさを感じるのかもしれません。

　しかし,実際に精神鑑定で出会う被疑者・被告人の診断名を並べてみると,典型的な統合失調症のケースは少ないともいえます。なぜなら,もし自分が検察官で,精神鑑定を依頼する立場にあるとしたらどうか,考えてみてください。統合失調症として 20 年間の治療歴があり,簡易鑑定でも統合失調症だと診断されているような被疑者について,数カ月かけて行う正式な精神鑑定を依頼するでしょうか。つまり,診断が確定しており,事件との関係も明らかなケースは,通常,正式な精神鑑定には回されないのです。

　統合失調症と診断されているけれど,違う意見の医師もいるとか,症状が典型的ではないとか,事件と障害には関連がないようにみえるといった,やや複雑なケースについて,精神鑑定を依頼されることが多いのです。先のアンケートでも,たしかに鑑別診断が難しいケース,平素のパーソナリティ(人格)の問題などが密接に絡み合っていることが予想され,

表 8-1　説明が難しいと感じる精神障害

> 精神鑑定を行ったことのある精神科医にアンケートを実施しました。
> Q.　説明が難しいと感じる精神障害は？
> 　　✓ 発達障害
> 　　✓ パーソナリティ障害
> 　　✓ 中毒性精神病
> 　　✓ 急性精神病
> 　　✓ 妄想性障害

精神障害と事件との関係がうまく説明しにくいケースが取り上げられていました。専門家同士でも鑑別に迷うケースを一般人である裁判員に説明するのですから，法廷での説明には工夫が必要となることは間違いありません。では鑑定人はどのようなことに着目して法廷に臨めばよいのでしょうか。

裁判員に"わかりやすい"説明であること

　鑑定人の役割としては，大切なことのひとつは，**裁判員に"わかりやすい"説明であること**です。その点で，私が気をつけていることが3つあります。

1. わかりやすさの水準

　わかりやすさとはどのようなことなのでしょうか。「正確さ」がわかりやすさなのか。あるいは「詳細な説明」がわかりやすさなのか。あるいは「難しくないということ」がわかりやすさなのでしょうか。
　「正確さ」「詳細さ」「難しさ」は似ているようで，少しずつ違います。裁判体[注19]がどの点のわかりやすさを求めているのかについても，事前に裁判所や当事者同士でよく相談して決定しておく必要があります。

たとえば,「難しさ」という点で言えば,裁判員は「義務教育を終了した一般成人」というのがひとつの目安になっています。そのなかでは,難しい単語や専門用語を使わないといった意味での「わかりやすさ」という水準があるかもしれません。

「詳細さ」という点で見てみると,たくさんの情報を収集し,詳細な検査をしていると,診断にいたる経過などを詳細に説明したくなります。しかし,重要なことは,裁判体にとって,最も知りたい情報について明確に答えることこそが「わかりやすさ」につながるものと考えられます。つまり,時には思い切って周辺情報は割愛したほうが相手には伝わりやすいこともあるのです。

あるいは「正確さ」という点では,不正確であってはいけませんが,学術的な正確さを求め過ぎるのも難点です。たとえば,医学の世界では「絶対」ということはありません。ですから,「正確」に回答すると「〜かもしれません」といった曖昧な表現になってしまうことがあります。しかし,曖昧な答え方をすることによって,裁判員を余計に混乱させてしまうこともありえます。

たとえば,この人に治療は有効でしょうかと質問された場合,「有効です」とも「有効ではありません」とも答えられません。かといって「治療できない」というわけでもありません。治療ひとつをとっても一部の人には治療の効果があるけれども,一部の人には治療の効果がないといったように,さまざまな条件によって結果は異なってくるのが科学の真実だからです。

ですから,たとえば裁判員に「治療をすれば治るのですか？」と質問されたときに,本当に正確に答えるとしたら「やってみないと,わかりません」と答えるしかありませんが,それでは裁判体の審理に役立つ情報を提供しているとはいえません。

(注19) **裁判体**：裁判官と裁判員で構成される組織体。裁判員制度では,原則として,裁判長1人を含む3人の裁判官と6人の裁判員からなる。

そうした場合には、「個々のケースによっても異なりますが、○○の治療にはこういったものがあって、海外の調査では一定の治療効果が出ています」とか「その治療法はまだ確立されていません」といったように客観的な情報を伝えることが大切です。逆に「何％の確率です」などと数値で答えるのは、わかりやすいかもしれませんが、ミスリードにつながる可能性があるので注意が必要です。

裁判員のなかには「この病気はどういう病気ですか？」などと質問する人もいて、病気の説明を求められることがあります。もし、詳細かつ正確に病気の説明をするとなると、たとえばガンの説明の場合であれば、

「このガンは、細胞内で突然変異した『○染色体』により、タンパク質が異常増殖して起こります。新薬はこの増殖を指令するリン酸化酵素の働きを妨げます。副作用が出なければ、6カ月間内服することにより、40％の方でガンが小さくなったという統計データがあります。放射線療法と比較すると……」

という説明が延々と続くことになります。これは確かに正確かもしれませんので、もし自分が治療を受ける際にはぜひ聞きたいものですが、法廷での回答としてはかえって混乱を招くかもしれません。

ですから、正確な説明が必ずしも相手にとってわかりやすいかどうかはわからないということを意識して、自分の尋問の答えを組み立てるべきです。

一方で簡潔すぎる説明も正しいとは限りません。たとえば、

「私は35年の臨床歴がありますが、このお茶は、ガンにとてもよく効きます」

こうした説明は非常に簡潔でわかりやすいといえますが、判断の根拠や機序の説明を省くと、簡潔すぎて今度は信憑性がなくなります。わかりやすいからといって、それが正しいという説明ではないという点も注意が必要です。

2. 専門用語の水準

　私が気をつけていることの2点目は，専門用語の水準です。

　言葉に由来する誤解にも，いくつかの段階があります。下層の広く使われている順から「一般用語化した専門用語」「業界用語や難語」「専門用語」の3つの基準があります（図8-1）。

　「専門用語」というのは，前帯状回，デポ剤，ECTといったものがあげられます。言葉で言っても裁判員の人が聞くと「全体常会？」「デポ罪？」「ETC？」というように混乱するだけで，理解には至りません。ですから，できるかぎり専門用語は使わないほうがよいと思います。もしどうしても使う必要があるという場合にも，ECTといった英字の略語は使用すべきではないですし，あらかじめ，簡潔に用語の説明をしておく必要があります。

　次に，「業界用語や難語」というのは，たとえば同胞，亢進，重篤といったものがあげられます。医療の世界では患者さんの紹介状を書いたり，カルテに症状を記載したりする際にも「活動性が亢進し」とか「病態は重篤で」といったように比較的頻繁に使用します。しかし，それらの言葉も耳で聞いただけですと，裁判員にとっては全く理解不能です。一旦わからない用語に引っかかってしまうと，その次にいくらわかりやすい説明をしても頭の中には，次の説明が入っていかないかもしれません。そういう意味では，自分が普段使っている用語であっても，実は業界用語ではないかとか，他に混乱しやすい同音異義語はないか，一般の人が口頭で聞いてもわかりやすい言葉なのかといったことを確認する必要があるでしょう。

　「一般用語化した専門用語」というのは，妄想，アル中，ヒステリーといったものです。妄想と思い込みの違いはどうなのか。一般的には「毎日お酒を飲んでいる人に対して「"アル中"になるぞ」などと言うことがありますが，精神医学の中では毎日お酒を飲んでいる人はアルコール中毒ではなくアルコール依存症です。他にも「ヒステリー」という言葉は，一般的には，主に女性が「キーッ！」と叫んだり，興奮して怒ったりといった

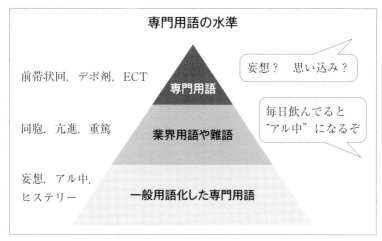

図8-1 専門用語の段階

イメージがあるかもしれません。しかし，精神医学の用語ではストレスなどを原因としてさまざまな身体症状を出現させる状態を転換性障害あるいはヒステリーと呼んでいます。つまり社会のなかでは誤った定義で精神医学用語が使われており，それが一般用語化しているケースがあるので，使用する言葉がどのレベルの言葉なのかにもよく注意を払い，誤解のないように丁寧に説明する必要があるのです。

3. 診断分類の示す基準

私が気をつけていることの3点目は，診断分類の示す基準です。

診断基準＝チェックリストのように使われることがあります。しかし，診断基準はチェックリストではありません。また，診断分類が責任能力を決めるものでもありません。

具体的なケースに認められる障害が，事件にどのように関連しているのかを示すことで，裁判員（と裁判官）が能動的に責任能力の程度を判断できるようにするというのが基本になります（**表8-2**）。

たとえば，診断基準というと，DSM-5では1番から9番までの項目が

表 8-2　診断基準とチェックリスト，診断分類と責任能力

> **診断分類の示す基準**
>
> 　　診断基準　≠　チェックリスト
> 　　診断分類　≠　責任能力
>
> 　具体的なケースに認められる障害が**事件にどのように関連しているのかを示す**ことで，裁判員（と裁判官）が，能動的に責任能力の程度を判断できるようにする，というのが基本になる。

あり，この中の何項目があてはまると，この診断があてはまるといったチェックリスト形式になっているものもあります。しかし，その基準を裁判員に示して9項目中6項目があてはまっていたから，この人は何々という病気ですという説明をしても，専門家がそういうならそうなのかなと思う程度で，病気自体を理解しているとはいえません。ですから，具体的なケースで，どんな症状があり，こうした行動や症状がこの項目にあてはまるので判断しましたという全体の流れを説明する必要があります。

　また，診断名によって，責任能力が決まるわけではありません。少し前までは統合失調症という診断がついた人は，すべからく責任無能力と判断すべしといった不可知論という考え方がありました。現在は可知論といって，診断名だけからは責任能力を判断できないという考え方に変わってきています。同じ精神科の診断であっても，そのケースごとに症状や条件が異なるので，多角的な視点から検討すべきであるという考え方が主流になってきています。その点でも，この病名だからとか，IQがいくつだからといった責任能力におけるカットオフポイントはないと考えてください。

　最も重要なことは，丁寧に事件と病気との関係について説明をすることであり，裁判官や裁判員は，それらを判断材料のひとつとして，法的な視点から責任能力について判断するというのが裁判員制度における適切な精神鑑定のあり方だと考えられます。

表 8-3　診断上の重症度と責任能力

> **診断分類の示す基準**
>
> 診断上の重症度　≠　責任能力
>
> 「著しい」「重い」といった主観的な表現だけでなく，DSM などにある（比較的客観的な）重症度分類や検査尺度などを利用した場合であっても，それが**責任能力の量的な違いをそのまま示唆するものであるかのような誤解を与えないように注意する。**

　また，診断上の重症度も責任能力には直接的には結びつきません（**表8-3**）。病気の症状を「著しい」「重い」といった表現で説明することがあるかもしれませんが，たとえ信頼された国際的な診断基準を用いて診断した重症度であったとしても，それが責任能力の量的な違いをそのまま示唆するものではありません。

　そもそも「著しい」とか「重い」といった表現自体がある程度主観的に見ているところがあります。何を基準に重いと判断するのか，たとえば，障害の慢性度なのか，症状の激しさなのか，そういった基準自体が一定でないなか，客観性のある判断は難しいといえます。

　もちろん重症度を記載すること自体を否定しているわけではありませんので，鑑定書に重症度を記載する際には必ずその根拠を丁寧に説明するようにしましょう。

　大切なことは，病気の重さを示すことで，それがまるで責任能力の判断にもスライドしてあてはめられるような誤解を招かないように注意して記載するということです。鑑定書に「重症のうつ病」などと記載されていると，裁判員にとっては，責任能力は問えないのではないかと誤導されてしまう可能性もありますので，鑑定人自身が裁判員にその違いを明確に説明できるようによく理解しておく必要があります。

責任能力判断をサポートする

　裁判員制度における鑑定人の役割は，私たち自身が責任能力を判断することではなく，裁判員の責任能力判断をサポートすることです。効果的なサポートを行うためには，私たち自身も責任能力の判断の仕方について，よく理解しておく必要があります。

1. 責任能力とは

　責任能力について規定しているのは刑法第39条です。刑法第39条には「心神喪失者の行為は，罰しない」，「心神耗弱者の行為は，その刑を減軽する」とあります。これは，心神喪失＝責任能力がないと判断された者は無罪となり，心神耗弱＝責任能力が著しく減弱している者は刑を減軽することを述べたものですが，刑法の中には，この「心神喪失」あるいは「心神耗弱」というものが具体的に何を表しているのかについては定めていません。このヒントとなるのが昭和6年の大審院による判決です。これによれば，「心神喪失とは，精神の障害により是非善悪を弁別する能力またはその弁別に従って行動する能力のない状態をいい，心神耗弱とは，精神の状態がまだその能力が完全に失われたとは言えないが，著しく障害された状態をいう」と規定されています。このなかには，「精神の障害」という生物学的要件の部分と，「是非善悪を弁別する能力またはその弁別に従って行動する能力」という心理学的要件の部分が含まれていますが，この心理学的要件のなかの「是非善悪を弁別する能力」を弁識能力，「その弁別に従って行動する能力」を制御能力と呼び，これらを一般的に刑事責任能力の判断の根拠としています。

2. 責任能力の判断

　責任能力の判断は，裁判官と裁判員の裁判体によって決定されます。日本では相対的応報刑論[注20]の考え方が有力となっていますので，自分がやったことに責任が取れるのであれば，犯罪予防の観点も考慮したうえで必要な範囲内で刑罰によって責任を負うことになります。責任能力ありと判断された場合には，軽微な犯罪であれば執行猶予となったり保護観察[注21]がつくこともありますが，裁判員裁判で取り扱うような重大な事件の場合には，ほとんどが刑務所に入所することになります。

　責任能力ありと判断されるケース[注22]というのは，精神障害の有無だけで判断されるわけではありません。精神の障害があったとしても，事件自体は病気とは関係のないところで起こったものであれば，精神障害自体は責任能力判断には影響しません。たとえば，統合失調症の診断に間違いがなく，犯行時にも統合失調症に罹患していたとしても，街中を歩いているとき肩がぶつかった相手に対して「おまえ，ぶつかったな」と怒って殴ってしまったという場合には，「ぶつかった」ということが事実であり，かつ自分を狙ってぶつかってきたに違いないといった被害妄想によるものでないのであれば，統合失調症という病名と犯行事実には関連が見いだせません。単に肩がぶつかったことでカッとなって怒って殴ったというだけですので，その人はこの事件に対して十分に責任を負う能力があると判断できます。

(注20) **相対的応報刑論**：刑罰は，犯罪行為に対する応報として犯人に苦痛を与えるものであると同時に，犯罪予防という効果もあることを考慮したうえで，相対的に応報を認めるとする考え方。

(注21) **保護観察**：犯罪をした人又は非行のある少年が，実社会の中でその健全な一員として更生するように，国の責任において指導監督及び補導援護を行うもの。

(注22) **責任能力ありと判断されるケース**：責任能力について，統合失調症の被告人に対する1984年の最高裁判決では，「責任能力の有無とその程度は，犯行当時の病状，犯行前の生活状態，犯行の動機，犯行の態様などを総合して判断する」とされ，その後の判定の流れに大きな影響を与えている。

ただし，そこにもうひとつ，この患者は長年にわたり精神障害を患っており，特に近年は道徳観念が低下して衝動的に行動してしまうことが繰り返されていたなかでの事件だったというように，今回の暴力の原因の一部に精神の障害が大きく関与していたと考えるならば，もしかしたら責任能力は耗弱相当になり，限定責任能力として量刑が軽減されるという可能性はあります。それでもなお，精神障害がない人であっても，事件を起こすときというのは衝動性をコントロールできなかったからこそ暴力行為に及んだのだと考えると，精神障害が衝動性にどの程度影響を与えていたのかの判断が問題となってきます。精神の障害による影響があったと判断するためには，たとえば，◯年前から怒りっぽく，急に暴力的になってきたといった変化があったり，今回の暴力以外にも何らかのトラブルや失敗が時折みられていたといった客観的情報も必要となってくるかもしれず，事件と障害の関係を結びつけることは，より慎重な姿勢が求められているといえるかもしれません。

　なお，精神の障害をもつ人が実刑判決を受けた場合でも，刑務所内で治療を受けることはできます。日本には成人施設としては，4つの医療刑務所[注23]と9つの医療重点施設があり，病状などによって移送されることもあります。医療刑務所に収容された者は治療を受けながら，本人に無理のない範囲で刑務作業などを行って生活していくことになります。

(注23) **医療刑務所**：精神上または身体上に何らかの疾病・障害がある受刑者を収容し，治療することを目的とした刑務所。内科，外科，整形外科，精神科，泌尿器科，眼科などの科が備わっている。八王子医療刑務所と大阪医療刑務所は総合病院としても認められている。

第9章

ワークショップ
「犯行」前の記憶をたどる／
「犯行」までの精神状態を聞き出す

　この章は，6人を3人ずつの2グループに分け，実際に行われた鑑定面接のためのワークショップの模様を記載したものです。参加者は，私が勤務する研究開発法人国立精神・神経医療研究センター　精神保健研究所司法精神医学研究部および研究開発法人国立精神・神経医療研究センター病院の有志に集まってもらいました。

演習にあたって

　本日は，以前の記憶をたどったり，「犯行」までの精神状態を聞き出したりするための演習を行います。
　演習にあたっては，

1. 指定した記号同士の人で，3人ずつの2グループに分かれてください。
2. 各グループで，以下の3つの役割を決めてください。
　たとえば，Aさんの場合は，1回目は「面接者」，2回目は「語り手」，3回目は「記録者」というように，3人で役割を順番に交代していきます。最終的には全員が3つの役割をすべて体験することになります（図9-1）。

	1回目		2回目		3回目
Aさん	①面接者	→	②語り手	→	③記録者
Bさん	②語り手	→	③記録者	→	①面接者
Cさん	③記録者	→	①面接者	→	②語り手

図 9-1　グループでの各人の役割

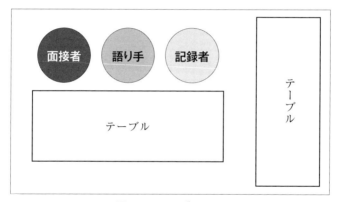

図 9-2　テーブル配置

　グループごとにテーブルがありますので，3人でどのような位置に座るのかを相談して決めてください。テーブルは2卓使用してもかまいません（図 9-2）。

　2つのグループには，それぞれ異なったテーマを提示します。1つ目のグループには，「記憶を引き出す」というテーマで作業を行ってもらいます。2つ目のグループには，「動機を引き出す」というテーマで作業を行ってもらいます。

演習1：記憶を引き出す

記憶チームのテーマ：「日曜日の午後の行動」

　1つ目のグループのみなさん（「記憶チーム」と呼びます）に集めてもらいたい情報は次の事柄です。

　日曜日を「犯行3日前」と考えて，語り手から，犯行3日前の過ごし方をできるだけ詳しく聞き出してください。
　日曜日に一緒に過ごした人などがいる場合には，その人を共犯者と仮定して，その情報も聞いてください。

犯行3日前：日曜日の午後
鑑定事項：犯行3日前の行動と精神状態について

　各人が3つの役割を終わったら，最後に記入用紙を配りますので，それぞれが語り手から聞いた情報をまとめてください。
　犯行3日前（日曜日の午後）の過ごし方や精神の状態などについて，読み手にわかりやすいように記録してください。読み手というのは，たとえば裁判官や検察官，弁護人のような鑑定書を受け取る側をイメージしてください。本日は私に提出をしてもらいますので，私がみなさんの書いた記録を読んだときに，この人は犯行3日前にはこのように過ごし，こんなことを考えていたんだなということが，映像として思い浮かぶような，より具体的な内容をまとめて記載するように頑張ってみてください。

演習2：動機を引き出す

動機チームのテーマ：「グループワークへの参加を決めたこと」

2つ目のグループのみなさん（「動機チーム」と呼びます）に集めてもらいたい情報は次の事柄です。

今回のグループワークへの参加を決めた時を「犯行時」と考えて，語り手から，犯行（＝参加決意）の動機や実行までの経緯について聞き出してください。

参加にあたって相談をした人などがいる場合には，その人を共犯者と仮定して，その情報も聞いてください。

犯行時：このグループワークへの参加を決めた時点
鑑定事項：犯行の動機や犯行にいたる経緯

各人が3つの役割を終えたら，最後に記入用紙をお配りしますので，それぞれが語り手から聞いた話をまとめて，犯行（＝参加決意）の動機や犯行（＝参加決意）にいたるまでの経緯などがわかるように記録してください。

演習の進め方

面接者は，時系列にそって「思考」「感情」「行動」を整理しながら聞いてみてください。

面接者と記録者は，事前に面接の進め方や記録の方法について打ち合わせするとよいかもしれません。たとえば，面接している会話の内容をすべて記録するのか。あるいは要点のみを記録するのか。記録者のペースに合

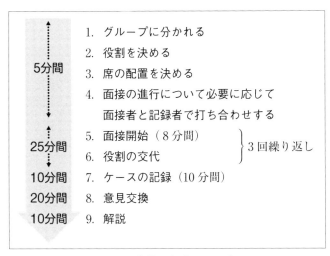

図9-3　演習のタイムテーブル

わせて，面接者は次の質問に移るのか。聞き取れなかった場合にはどうするか。途中で声をかけてもよいのか。そうした細かい点についても打ち合わせをしておいてください。

　そして，各人が3つの役割を終わったら，最後に記入用紙をお配りしますので，それぞれが語り手から聞いた情報をまとめます。

　記録者から，語り手の発言をメモした記録用紙を受け取り，面接者自身が聞き取った内容と照合しながらまとめてください。時間は10分間です。文字制限はありません。

　演習のタイムテーブルは図9-3のようになっています。

　グループに分かれ，役割を決め，席の配置が決まったら，1人8分間話を聞きます。8分ごとに役割交代のアナウンスをしますので，それぞれの役割を交代します。これを3回繰り返した後に，ケースの記録を10分で行います。そして，意見交換という形になります。

（各グループの演習進行は略）

意見交換

みなさん，お疲れ様でした。これで全員が，面接者，語り手，記録者という3つの役割の演習を終えたことになります。はじめにそれぞれの立場からの感想を聞いてみたいと思います。

演習1グループ（記憶チーム）

安藤：記憶チームの面接者としての役割はどうでしたか？

Aさん：テーマは日曜日の午後の過ごし方について記憶をたどるということでした。でも，どうしても時系列に沿って様子（行動）を聞くことと並行して，それに関連した犯行につながる考えや感情を聞き出すというのは難しかったです。あるときは時系列に沿った部分だけを聞き，あるときは犯行に関連するところだけを聞くというように，偏った聞き方をしてしまったなと思いました。

安藤：行動を時系列に沿って聞き出せたというところは素晴らしいと思います。行動を聞き出した後に，聞き漏らした部分の考えや感情について，後から振り返ってもらうこともちろん可能だと思います。しかし，時系列で行動を聞きながら，感情についてもその場で聞くほうが，より場面に即した感情を答えてもらえるかもしれません。その点を工夫すると更に臨場感のあふれる面接所見になると思いますが，短時間に非常によくまとめられたと思います。

　また，Aさんの記録用紙は非常に見やすく記載されています。縦列を時間軸としてスケジュール表のように使い，それぞれの時間に何が起こったかを時間の横にコメントとして記載しています。こうした記載方法は，単に文章を羅列するよりも見やすいというだけでなく，理解しやすさにもつながります。どうもありがとうございました。

　それでは，次に，Bさんは語り手としての役割を演じてみてどうで

したか？
Bさん：語り手として，私は嘘を入れてみました。自分の思っていないことを言うというのは，やってみるとそれほど大変なことではありませんでした。今日は時間が短かったので，偽りを言っていたところで終わってしまいましたが，この先，どんどん事実を確認されていくと，行き詰まってしまうのではないかなという感じはしました。
安藤：ありがとうございます。実はBさんには，あえて事実の中に嘘を織り交ぜて答えてくださいとお願いしてありました。1カ所でも嘘の話を織り交ぜると，時系列で細かく質問されていったときに，次々と嘘を重ねていかなければなりません。鑑定面接の際にも，もしも被鑑定人が故意に嘘をついていた場合には，そこからずっと嘘を重ね続けることになります。そしてどこかでまた真実の話に戻さなければなりません。ですから，話をよく聞いていくとどこかに不自然な話の流れがあるわけです。そのあたりを丁寧に聞き出していく作業はなかなか簡単ではありません。しかし，今，Bさんが話してくれたように嘘をつくほうも大変なはずです。話を真実に戻して楽になりたいという思いもあるはずです。面接を重ねていくなかでは，この点は被鑑定人とのひとつの闘いになります。Bさんは今回，非常によい体験をされましたね。嘘をつき続けることの難しさを理解したうえで，被疑者・被告人との面接に臨むことは今後の面接にも非常に有益だと思います。今日は大変な役割を演じていただき，どうもありがとうございました。

次にCさん，記録者としての役割はどうでしたか？
Cさん：最初に，すべてを記録するのは難しいと思いました。ですから，重要なところだけは落とさないように詳しく書いて，それほど重要でないところは簡略化して書こうと決めて記録し始めました。でも，いざやり始めると，どんどん言葉が流れていくような感覚で，途中でそれが重要なのかどうなのかということがわからなくなってしまいました。強弱をつけるという最初の目標は果たせませんでした。
安藤：記録を取ることの大変さを実感したわけですね。私も演習でみなさ

んが話している様子を聞いていたのですが、かなり早い口調で話していましたので、すべてを記録していくのは大変だと感じました。今回は、事前に面接者と記録者で相談をしてくださいとお願いをしましたように、「質問のペースを少しゆっくりにして、次の質問に移ってください」とか、あるいはケースにもよりますが、語り手に、「記録を取っているので少しゆっくりお話しください」と、はっきりとお願いをしてもよいでしょう。

また、重要なところとそうでないところの強弱をつけてメモを取ろうと思ったという発言がありましたが、確かに記録量が莫大でメモを取りきれないと、自分で強弱をつけて書きたくなります。しかし、どこが重要でどこが重要でないかは、記録者だけで判断できることではありません。被鑑定人が重要ではなさそうに話していたことが実は後になって重要となるかもしれませんし、あるいは鑑定人が重要だと思うところを同じように記録者も重要だと思っているのかもわかりません。ですから、可能な限り逐語で、すべてを記録するようにしてください。もし、それがどうしても追いつかない場合には、面接者にゆっくりしたペースで話してもらったり、次の質問に移る前に、さりげなく少し間をあけてもらったりしてもよいと思います。

本日のグループワークで最も重要なことのひとつは、記録がいかに大変かということを体験してもらうことです。それから、みなさんは自分が面接者役になった際の記録者による記録は、最後に情報をまとめる際に非常に参考になったと思います。逆にもし少ししか記載がなかったら、参考にしづらかったかもしれません。つまり、面接者の役割は非常に重要ですが、記録者の役割も同様に重要で、かつ記録にこそ真実が記載されているのです。鑑定面接というのは、やはりチームでの作業なのだということを実感していただければと思います。

記憶チームのみなさん、どうもありがとうございました。

演習2グループ（動機チーム）

安藤：動機チームのみなさん，大変お疲れ様でした。記憶チームと同様に，動機を引き出すという作業も非常に難しい課題ですので，この短い時間に取り組んでもらうのは大変だったと思います。
　　　面接者の役割を担ってみて，Ｄさんはどうでしたか？

Ｄさん：私は，どういうきっかけで参加したかという事実確認と，そのときにどのように考えていたのか，考えや気持ちの部分を併せて聞いていきました。事実確認にすごく時間がかかってしまって，最初に不安な気持ちがあったという話が出てきたときに，その不安な気持ちが最終的にどう変わったのかというところを聞くまでに，タイムアップしてしまいました。踏み込んで聞くというのは，思った以上に時間がかかるということを実感しました。

安藤：そうですね。たとえば被鑑定人自身も，自分の動機を意識的に逐一確認しながら行動しているわけではありません。ですから，あらためて動機を聞かれても，それに対して理路整然と答えるというのはなかなか難しいのです。被鑑定人自身がそのような状態ですので，面接者がそれをうまく聞き出すというのは，さらに難しいと考えてください。そうすると，動機を引き出すまでには非常に長い時間がかかるかもしれません。ですから，面接時間をたっぷり取るとか，動機を聞き出すための何か手がかりはないのかを，あらかじめこちら側でも探してから面接に臨むというのもひとつの方法かもしれません。
　　　では，面接を終えて，記録用紙にまとめる作業はどうでしたか？

Ｄさん：自分が聞いた内容のはずですが，それを他の人が見てもわかるようにまとめるというのは，すごく難しかったです。自分では話をきちんと時系列で聞いているつもりでも，話があちこちへ飛んでしまうので，それを一本の軸でまとめるというのが大変でした。

安藤：聞き出す内容が非常に難しいうえに今回は時間も短かったので，まとめきれなかったとは思いますが，これもひとつのトレーニングで

す。今後もこうしたトレーニングを重ねることによって，重要なところを一つの軸でまとめるという作業も徐々にできていくと思います。また，次の機会にもこのようなワークに参加してもらえればと思います。

　語り手のEさんはどうでしたか？

Eさん：面接者から，それぞれの流れの出来事について，「出てきた思考と感情のどっちが強かったですか」「どれが一番強かったですか」という質問をよく聞かれました。でも，普段は自分の思考と感情とどれが強いのかなど意識したことがなかったので，それに答えるのにはすごく悩みました。

安藤：思考や感情を何種類か答えてくれたようですね。それは優秀な被鑑定人です。もちろん，たくさんの感情があるのは事実です。でも，たくさんの感情があるなかで，多くの人はそのなかの一つしか答えられない，あるいは全く答えられないことのほうが多いのです。本当は，表に出てきた一つの感情以外にもその奥にはいろいろな感情があるはずですので，たくさん答えてくれたというのはある意味，正直に曝け出してくれたのだと思います。

　さらに，そうしたいくつかの感情のなかで，強弱についてあらためて聞かれると，どうだったのだろうとわからなくなるというのも真実だと思います。それにもかかわらず，もしもこれが1番目に強かった，これは2番目に強かったというようにはっきりと答えられるとなると，むしろそこは少し創作があるかもしれないと考え，面接者としては慎重に検討しなければならない部分になります。

　また，「強い」と感じていたのは犯行時なのか，それとも現時点で振り返ってみると「強い」と感じていただろうと推測しているのかについても区別しておく必要があります。

　逆にこうした質問に対して困っている様子が窺われるというのは正直に答えようとしているサインでもあります。面接者としては，相手が困っているときは，相手が面接に向き合ってくれているというプラ

スのサインとして考えてもよいかもしれません。

　実際に体験してみると，自分の感情を意識して答えるというのは非常に難しかったと思います。私たちは鑑定面接の中で，「今どのように感じていますか？」「そのときはどう感じていましたか？」といった質問をすることが多いかもしれません。それが相手にとって非常に難しい質問だということを意識しながら面接をすると，良い面接ができるのではないかと思います。本日はどうもありがとうございました。

　では，記録者のFさんはどうでしたか？

Fさん：記録者としては，なるべく被鑑定人が言っていることを，一字一句そのまま書こうと心がけたのですが，とても間に合いませんでした。それで，面接者が語り手にゆっくり話してくださいと働きかけてくれたり，書き終わるのを待ってくれたりしたのですが，そうすると面接が間延びしてしまいました。話のペースを乱すといいますか，面接者と語り手の会話の間のようなものを崩してしまうような気がして，そのあたりがどうしたらいいのかなと迷いました。

安藤：非常に重要なところです。先ほど私も，面接者に少し次の質問までに間をあけてもらってもよいと言いました。しかし，その反面，それは，面接者と語り手の中に流れている面接の雰囲気を壊すことにもつながってしまいます。そのバランスは難しいところです。

　記録者という裏方の役目を果たすべく，雰囲気を壊さないように努力しようとした点は非常に良かったと思います。そういった姿勢で臨んでいたのだとすれば，おそらく記載が間に合わなかった部分はあったかもしれませんが，全体の流れや雰囲気については，うまく書き取れていたのではないかと思います。また，記録者1人では書ききれないところがあると思いますので，面接者自身もメモを取るようにして，2人で聞き取る。そうすれば，お互いに書き足りなかった部分を2人のメモを合わせることによってまとめることができます。記録自体の難しさを体験すると同時に，面接の雰囲気を壊さないという記録

者としての立場の難しさも体験していただいて良かったと思います。
　Fさんは面接者としては何か感想はありますか？

Fさん：面接者としては，犯行の動機を聞き出すというワークでしたので，語り手がどういう気持ちを持っていたのか，どういう感情を持っていたのかをメインに聞かなければなりませんでした。でも，事実確認をした後，「そのときどういう気持ちでしたか？」と聞いても，「自分がやることだと思った」というような答え方をされると，それがもう感情なのか何なのかわからなくなってしまって，思考と感情を区別して質問できていなかったと後から感じました。

　それから，「グループワークに参加すること」を犯行として考えるということだったのですが，犯行の勧誘があったとき，つまりこのグループワークへの参加を誘われたときから，実際に「参加します」と返答するまでに3日間くらいあったというのです。「その間の気持ちの変化はありましたか？」とか「新たに起こった感情はありましたか？」と聞いたのですが，特になかったということでした。それでそのときの感情を聞けたと思ってしまったのです。でも，実際にその犯行に及んだ，つまりグループワークに参加することを表明した際には，特に外側から何かきっかけがあったわけではなく，語り手が自発的に起こしたアクションなのです。そのときに，何か気持ちの変化があったからこそ，アクションを起こしたのかもしれないし，自分の中で何か感情が湧いてきたかもしれない。そのポイントを聞くのを忘れてしまったことが少し心残りでした。

安藤：非常に重要なポイントですね。まず1つ目は感情に変化がなかったということですが，自分自身のことを考えてみたときに，3日間まったく感情に変化がないということはありうるのでしょうか。もしかすると，語り手としては少し恥ずかしいとか，言いたくないとかいろいろな理由があって，感情，あるいはその表出を抑えていたのかもしれません。あるいは，たとえば毎日がすごく忙しくてそのこと自体が頭にのぼらなかったのかもしれません。でも，それは無意識に頭にのぼ

らなかったのか，意識的に頭にのぼらなかったのか。そういった点についても，次の面接では掘り下げて聞いてみたいところです。

　それから，今の感想の中で重要なポイントを指摘してくれたのは，自発的な行動がどこだったか，そして自発的でない行動はどこだったかということです。両者をよく区別したうえで，自発的な行動に関しては何らかの感情が動いたのではないかという推測をしてくれました。まさにその通りだと思います。1回目の面接で十分に聞き取れなかったことは，ポイントさえ押さえておけば，次の面接ではより適切に聞き取ることができます。ですから，その重要なポイントに事前に気がつけるかどうかが大切なところです。Ｆさんの場合にはその重要なポイントに気づくことができましたので，次の面接では，「自発的にアクションを起こしたとき」に焦点をあてて質問をしてみるという課題を設定することができました。このように冷静な振り返りの作業ができたことも非常に良かったと思います。

　どうもありがとうございました。

話を聞くこと・聞かれること
——それぞれの立場から考える

　今日は3つの異なる役割を体験するというワークを通して，それぞれの立場から考え，意見を話してもらいました。ここでこれまでの話をまとめておきたいと思います。

面接者

　面接者として注意しなければいけないことは，倫理的配慮と同時に真実を探求するということです。真実を聞き出そうとする面接ができていたかどうか，もう一度確認をしてください。

　また，相手が自分の質問をどれくらい理解しているのかについても常に

考えていましたか。こちらの質問を正確に理解してもらえていないようでしたら，もう一度，別の言い回しにするなど工夫をしながら，繰り返し質問する必要があります。今回の場合は該当しませんが，被鑑定人が何らかの障害をもっている場合には，そうした特性に合わせて質問の仕方を変えなければいけないという点にも留意する必要があります。

　信頼の獲得と，中立性の維持も大事です。やはり自分のことを信頼してもらわないと，相手も話をしてくれません。自分は，相手に信頼してもらえるような表情や行動をとっていたのかについて，もう一度考えてみてください。また，中立性という点では，「ああ，かわいそうだな」とか「自分も同じような気持ちだな」などと共感すること自体はかまいません。しかし，その共感する気持ちをすこし脇において，面接者としては中立性を保って聞くべきことをきちんと聞けたかどうかという点を振り返ってみてください。

　今回は，共犯者，つまり誰かに相談したとかという話は出ませんでしたが，共犯者がいなかったことを確認できた人はいますか？　あるいは単に話に出てこなかったために，共犯者はいなかったと判断したのでしょうか。ほとんどの場合，被鑑定人のほうからは，共犯者の話をすることはありません。ですから，相手から自発的には共犯者の話は出てこないかもしれないということを前提に，「そのことについて誰かに相談しましたか」などといった質問をどこかで織り交ぜていく必要があるかもしれません。その際には，まずは客観的な事実から確認をしてみてください。たとえば，その人は一人暮らしなのか，家族と生活しているのか，3日間の間に誰か友人に会ったのか，仕事はしているのかといった事実を確認します。そして共犯者がいることが推測されるような場合には，事実に基づいて共犯者との接点はどこなのか，あるいは共犯者とはどのような関係だったのか，あるいはまた共犯者の影響力はどの程度だったのかということを確認していきます。その際には，どこのポイントで，どのタイミングで聞くべきかという点もある程度計画を立ててから面接を進めていくことが大切です。

語り手

　語り手についてですが，おそらくいろんな角度から感情について聞かれて，少し混乱したかもしれません。普段は自分の感情を意識しながら生活していないことのほうが多いので，あらためて振り返って感情を聞かれても答えることが難しかったのではないかと思います。また，現在，自分が答えた回答が，本当に過去の時点でも同じ感情だったのかどうかも検討する余地があります。つまり，言葉に置き換えた時点で，本当に感じていたものと変わってしまっていないかということです。こうした回答の危うさについても，語り手として体験していれば，どのような質問の仕方であれば答えやすいのかを考えるヒントとなります。

　また，他者に自身の感情を吐露することだけでなく，感情を言葉で表現することの難しさも感じられたのではないでしょうか。たとえば，面接の中で，被疑者・被告人が"もやもやした気持ち"という表現を使っていたとします。しかし，その"もやもや"というのは，人によって思い描いている内容が違うかもしれません。そうすると，自分の感情を誤解なく相手に伝えていたか。あるいは面接者側からすると，相手の感情を誤解なく受け取っていたかという点でも確認をする必要があります。私たちが面接者の立場になったときには，語り手にも言葉にはできない感情があるのかもしれないということを推測しながら聞くという姿勢も大切かもしれません。

　さらに，時に矛盾した回答をしてしまった人はいませんでしたか？　鑑定のような長い面接の場合には，意図せずとも答えが矛盾してしまうことがありえます。ですから，もし面接者として回答の矛盾に気がついた場合でも，その場ですぐに確認はせずに，次回の面接のときに，あのときにはこのように話していたけれどもどうだったのだろうと，振り返ってもらうというやり方もあります。相手との関係性によりますが，矛盾を確認することで挑戦されていると感じてしまうおそれもありますので，注意してください。

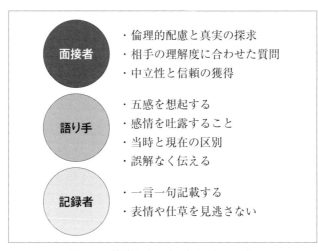

図 9-4　注意しなければいけないこと

記録者

　記録者は，原則として一言一句そのまま記載するようにお願いしています。みなさんもそのような心積もりで記録されていたと思います。ひとつ追加でお願いするとしましたら，語り手の表情や仕草についてもメモしておくとよいでしょう。語り手の声色にも注意を向けておくことが大切です。面接者は当然語り手の表情や仕草を確認しながら面接を進めていると思いますので，2人の情報を統合させることで，より細かな描写が可能になると思います。

　たとえばどのように記載するかというと，本人の供述の後に（咳払い2回）とか，「～だから……。（少しうつむく）」，（顔を上げてニヤッと笑った）といったように記載していきます。こうした記述があるだけで，面接所見がよりリアルになり，語り手の感情も伝わってきますので，後に面接所見を整理する際に非常に役立ちます。

　こうして「面接者」「語り手」「記録者」という3つの役割を終えて振り返ってみると，いずれも重要な役割を担っていることが理解できたと思い

ます。こうしたワークを通して最も伝えたかったことは，それぞれの立場に立って考えることの大切さです。私たちは面接者になる経験は多いかもしれませんが，語り手になる経験は少ないと思います。語り手の立場となったときに，相手は自分の話を熱心に聞いてくれているのか，どういう雰囲気であれば答えやすいのか，答えにくい質問とはどんな質問なのか，相手にはどんなことを期待しているのかなど，たくさんの疑問や気づきがあったと思います。ぜひこのような体験を繰り返すことにより，自分の面接技術をさらに向上させてほしいと思います（図 9-4）。

次に，別の観点から面接の難しさを示したいと思います。

事例とともに考える

少年の描く人物画の変遷から見えてくるもの

次の 3 枚の描画は，30 年前の非行少年たちが描いた自画像です（図 9-5，図 9-6，図 9-7）。これらには共通した特徴がみられ，いずれも筆圧が強く，線がくっきりとしていて，目，鼻，唇，眉毛も輪郭までしっかり描かれ，髪も黒く塗りつぶされています。描かれた目は力強く，こちらを見つめているようです。

では次の絵を見てください。これは，最近の 18 歳の殺人未遂の少年が描いた人物画です（図 9-8）。わいせつ目的で通りがかりの女性を鈍器で殴打しました。

次の絵は，17 歳の殺人未遂の少年が描いた人物画です（図 9-9）。小学校から 7 年間にわたりひきこもり生活を送っていましたが，某日，些細なことをきっかけに母親をナイフで刺してしまいました。彼の絵を見てみると，A4 用紙の下方に小さく人物が描かれていることがわかると思いますが，拡大画面を見ても，人物に表情はなく，粘土でつくられた人形のようにも見えます。

これらの比較からどのようなことがわかるでしょうか。時代によって少年たちが大きく変化していることに気がつくと思います。近年は，コミュ

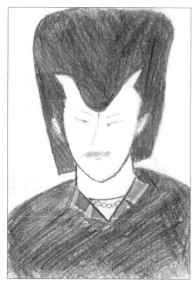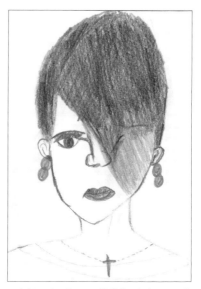

※少年のプライバシー保護等の観点から，実物を参考にしたイメージを示しています。

※少年のプライバシー保護等の観点から，実物を参考にしたイメージを示しています。

図 9-5 非行少年の自画像（1）

図 9-6 非行少年の自画像（2）

ニケーションの媒体がパソコンや携帯電話などの機器に変化していますので，手紙を書いたり，絵を描いたりという経験自体も少なくなっています。そのような背景も影響しているのかもしれませんが，最近の少年たちの筆圧の弱さや絵の未熟さがとても気になります。ここからは少年たちの自己主張の弱さや，自我の弱さのようなものを感じます。実際に，鑑定面接の中でも最も悩まされるのは，現代の少年たちはほとんど自分からは語ってくれないということです。何も語らない少年の姿を見て反抗的だとか，ひねくれていると受け取る大人もいるかもしれませんが，もともと自己主張のない子どもたちは，自分の考えや感情を聞かれても，自分の考えや感情を意識して表現する経験があまりにも乏しいために，語れないのかもしれません。そうなると，にわかに重要となるのは面接者や記録者である私たちの役割です。面接者は，いかに少年に自身の感情について気づかせ，それを引き出すのか，記録者は語らない少年の表情やわずかな発語を

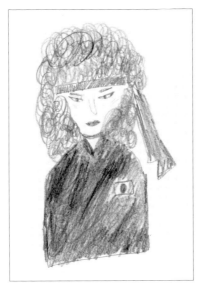

※少年のプライバシー保護等の観点から，実物を参考にしたイメージを示しています。

図 9-7　非行少年の自画像

どう記述していくのかが大切になってくるのです。そういった意味では鑑定面接はチームワークの結晶ともいえます。信頼関係を築き，自分自身の言葉で語ってもらうことというのは，鑑定面接の基本でありながら最も難しい作業なのかもしれません。

　最後に，記録者が陰の立役者であることを示す，もう一つの事例を紹介します。
　このケースは累犯窃盗の被告人であるGさんとの面接記録です。みなさんはこの面接記録から，Gさんの性別，年齢，IQなどを想像しながら読んでみてください。

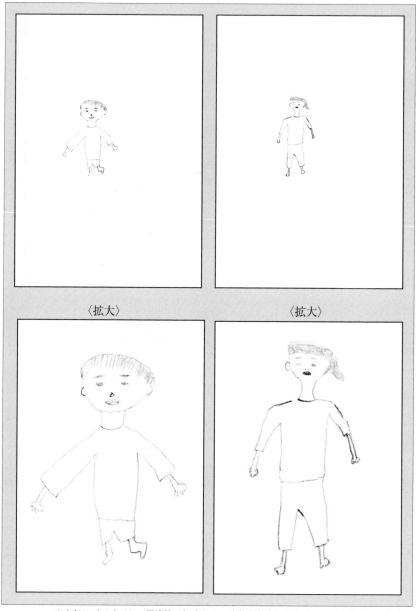

※少年のプライバシー保護等の観点から,実物を参考にしたイメージを示しています。
図 9-8 18 歳の殺人未遂の少年が描いた人物画（上）とその拡大画面（下）

第 9 章　ワークショップ　143

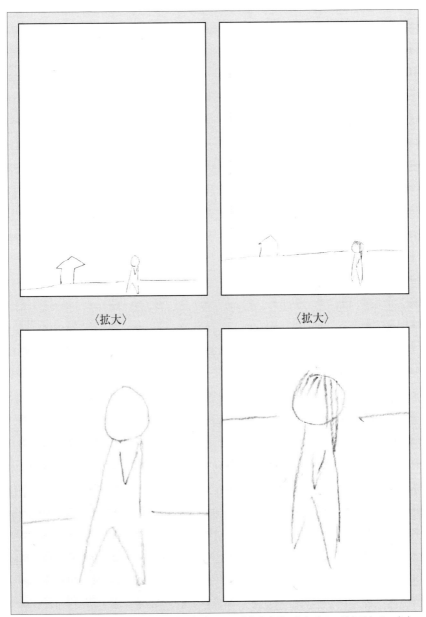

※少年のプライバシー保護等の観点から，実物を参考にしたイメージを示しています。

図 9-9　17 歳の殺人未遂の少年が描いた人物画（上）とその拡大画面（下）

Gさんの鑑定面接記録（Ⅰ）

　刑務所に入るのはイヤです。イヤですけど，泊まるところもないし。おなかがすいてきても，4日くらい食べられないときもあるんです。4日も食べないと身体がだるくなってくる。道で水をまいている人に「水を飲ませてください」と言って，水を飲ませてもらうこともあります。
　〈刑務所に入るのは嫌ですか？〉
　刑務所は何回入っても嫌です。
　やはり，外のほうがいいです。でも汚い物は食べたくないので，乞食のようなことはしたくありません。腸の中が黒くなったり，口の中がくさくなると言われたこともあります。
　働くところがあればそういうことはしません。
　〈そういうこと？〉
　かっぱらいのようなことはしません。仕事がないからです。
　仕事があったら，かっぱらいはしません。

　　　　　　※個人のプライバシー等に配慮して内容を一部変更して記載しています。

　どうだったでしょうか。年齢は若い人ですか。中年くらい。老人ですか。性別は男性でしょうか。女性でしょうか。知的能力，IQはどうでしょうか。具体的な数字まで思い浮かべることができますか。
　実はこの人は前科17犯の窃盗犯で，67歳の男性です。WAIS-Ⅲでは全検査IQ57でした。過去の記録では田中ビネーでIQ=36，コース立方体でIQ=41と記録されていますので，かなり知的にも低い方で，生活全般の様子から中等度知的障害と診断されています。
　上の記録だけを読むと，女性の被告人の供述だといっても十分に通用すると思いますし，年齢ももう少し若く感じるかもしれません。
　では，もうひとつの記録を読んでください。

Gさんの鑑定面接記録（Ⅱ）

　刑務所入るのは嫌だ（うつむき加減）。やだけど，なんか，あの……なんて言ったらいいんかな，泊まるとこさないから……。おなかすいてくるし，4日くらい食べねぇときもあるんだよ。4日も食べないと身体がね，だるくなってくる。水もらったりするんで，「あ，水一杯くださーい」って。道で水まいている所でね，奥さんに。ホースでね。「水を飲ませてくれませんか」って。で（手ですくう仕草）こうやって，ぐーっと。
　〈刑務所に入るのは嫌と言っていたけど？〉
　うんだ（顔をあげる），刑務所はなんぼ入っても嫌だな。
　やっぱり，外のほうがいいや。んでも，汚い物は食べたくねぇ。はっきり言えば乞食のようなことは絶対しねぇ。胸がなんか腸の中が黒くなるから，食べてはだめだって言われた。あとは，口の中がわるくなる，においがね。
　働くとこさあればそういうことさ，しねぇ。
　〈そういうこと？〉
　かっぱらいさ，しねぇ。仕事さねぇから。
　仕事さあったら，かっぱらいさ，しねぇ。

　実はこれが先ほどのGさんの言葉をそのまま記録したものです。印象は変わりましたか。言葉の端々からも，より実際のGさんに近いイメージをつかむことができたのではないでしょうか。
　これが記録者の重要なところなのです。初めに示したGさんの鑑定面接記録（Ⅰ）では，全体を丁寧な口調にまとめて方言なども省略しています。そのため，話している内容自体は全く変えていませんが，被告人の持つ雰囲気や語る勢いといったものが削がれてしまっています。一方で，次に示した記録（Ⅱ）では，被告人の話した通りに記載し，仕草などもメモしているため，Gさんが実際に話していた雰囲気までよりリアルに推測することができます。

鑑定面接ではこれがとても大切なのです。たとえば，証人尋問の際に裁判員らから「鑑定のときに被告人は，どのように言っていたんですか？」という質問をされることがあります。そのときに被告人の生の言葉を織り交ぜて答えることができたなら，裁判員も「確かに被告人ならこういうふうに答えそうだな」とか「この鑑定人は丁寧に面接をしているな」と感じ，鑑定に対する信頼性も高まるものと思われます。
　ですから，記録者は方言や細かな語尾も含めて，丁寧に記録するように心がけてもらえればと思います。

　先ほどのワークの面接記録を見ると，時間制限があったこともあり，会話は要点のみで語尾までは書ききれずに次の供述に移っています。方言や文全体のニュアンスというのは文章の終わりの部分で表現されることも多いですので，語尾まで記述できれば理想的です。
　逆に，面接者の質問については多少省略して面接者自身に記録してもらい，記録者は被告人側の言葉に集中するという役割分担をしてもよいかもしれません。
　以上で，本日のグループワークを終了します。みなさま，大変お疲れ様でした。ありがとうございました。

第10章

被害者鑑定における面接

被害児童に対する面接のポイント

　精神鑑定における面接手法として，これまでに被疑者・被告人に対する面接を念頭に置いて述べてきました。しかし，精神鑑定のなかには，被疑者・被告人の責任能力に関わる鑑定だけではなく，刑事事件の被害者に対して精神鑑定を行うこともあります。具体的には，犯罪の被害による心理的影響についてや，被害に遭った蓋然性について客観的証拠から意見を述べるように求められることもあります。一般的に被害者鑑定においても，心理検査や面接を行い，診断や所見をまとめて意見を書くという点では責任能力の鑑定と同様の作業を行います。ただし，被害者が特に12歳未満の場合には，鑑定の過程において特別な配慮を要する場合があります。

　そこで，本章では被害者に対する面接，特に近年，鑑定の依頼が増加しつつある虐待や性犯罪の被害児童に対して面接を行う際に，鑑定人がどのような点に注目し，どのような点について留意すべきなのかについて説明していきたいと思います（図10-1）。

　まず，面接の大きな流れとしては，精神科の一般臨床と同様に安心感を与えることが最も大切です。特に虐待や性犯罪の被害を受けてしまった子どもたちから事情を聴取する際には，二次的な被害を与えないように慎重に配慮する必要があります。面接者の立場，たとえば心理士，医師といった職種や，面接の依頼主や目的について，平易な言葉で伝え，そのうえ

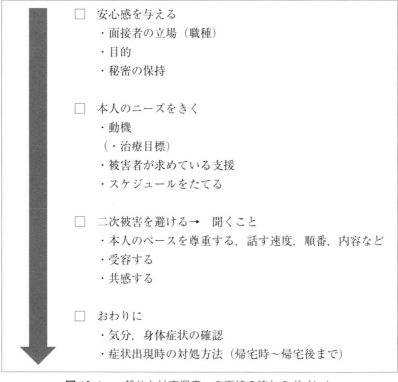

図 10-1　一般的な被害児童への面接の流れのポイント

で，ここで話したことについては，秘密が守られるということを約束するところからはじまります。

　面接の目的については，あらかじめ依頼主とよく話し合っておくことも重要です。被害による心理的影響について依頼された場合であっても，そのなかには，被害を受けた蓋然性についての評価も含まれているかもしれませんし，治療的観点からの示唆を求められていることもあります。鑑定人として，何についてどこまでを求められているのかを明確にしておきましょう。

　被害者鑑定を開始するにあたっては，全体のスケジュールを伝えておくことも大切です。鑑定面接はどれくらいの頻度で何回くらい行うのか，全

体ではどれくらいの期間がかかるのか。あるいは，場合によっては1回の面接のみということもあるかもしれません。

　また，身体検査や心理検査を行う場合には，いつ頃にどこの病院でどんな検査を予定しているのかについても説明をします。身体検査や心理検査には強い抵抗がある場合もありますので，できるかぎり，本人の希望にも沿いながら検査バッテリーを組んでいきます。

　被害者の面接では，二次的な被害をできるかぎり避けなければなりませんが，面接のなかではどうしても，被害に遭ったときのことも聞かなければなりません。しかし，事件については思い出したくないという意識が強い場合や，今，現在も何らかの症状に苦しんでいる場合には，事件時のことばかりに注目した面接は二次被害にもつながります。事件時については，慎重に，あまり根掘り葉掘り聞き過ぎず，しかし聞かなければいけないことは聞くというスタンスが大切です。そのためには，必ず聞かなければならないことをリスト化しておくと冗長な質問を避けることができます。

　一方で，被害者側にも伝えたいこと，聞いてほしいことなどのニーズがある場合もあります。警察段階，検察段階では言えなかったことや，新たに思い出したことなどもあるかもしれません。被害者がどんな支援を求めているのかといったことについても率直に聞いておくことが大切です。

　面接のスピードは，相手の年齢や知的レベルに合わせましょう。表情などもよく観察し，少しでも気分が悪そうな様子があれば，適宜休憩をとったり，面接を延期することも視野に入れます。なかには事件の後に自殺未遂をしていたり，あるいは現在もさまざまな症状に苦しんでいるような場合もあります。特に事件に関する話を聞く際には，話す速度や話す順番，内容についてもよく吟味したうえで面接に臨むなどして，二次被害を避けるように常に意識する姿勢が大切です。

　面接はすべてオープンクエスチョンで質問し，自由に話してもらうことが基本となります。その過程では，発言を撤回したり，話に一貫性がなかったり，状況に関する説明を変えたりすることもあります。しかし多少の

疑問や，発言の食い違いはあっても，まずは受容的に聞くようにします。その後で，日にちや時間を変えて再度質問して確認するという方法をとることもあります。

　面接を終了した後には，気分や体調の変化についても確認しましょう。特に自分の被害的体験について語った際には，面接終了直後には特に異変は感じられなくても，帰宅した後に何らかの症状が出てくる場合もあります。「帰宅した後に気分が悪くなった場合には，○○のように対処してください」とか「ここに連絡をしてください」といった具体的な対処方法をあらかじめ伝えておくことは，被害者やその家族の安心感にもつながります。

被害児童にとっての前提を理解しておく

　身体的な虐待あるいは性的な虐待を受けている子どもたちから，被害の状況について聞く場合，加害者側，たとえば親などから暴力を振るわれたことなどを口止めされている可能性があります。親から口止めされていることを他人である鑑定人に話すということは，子どもにとっては非常に勇気がいることです。話してもいいと感じてもらうためには，何よりも私たち鑑定人との信頼関係の構築が前提となります。

　彼らは口止めをされているというだけでなく，自分が言ったことを信じてもらえるかといった心配があるかもしれません。性的な被害の場合には，恥ずかしいという気持ちもありますし，自分が本当のことを話してしまったら，親が警察に捕まってしまうのではないかとか，親との秘密を破ったことが知られたら，また暴力をふるわれるのではないかといった不安もあります。そうした複雑な気持ちが心の中にたくさんあるなかで，今，こうして面接に臨んでくれているという前提も理解しましょう。そうした理解から自ずと湧いてくる子どもへの感謝の気持ちが面接の進行をスムーズに導くこともあります。

　面接の場面になっても，何十分間もほとんど口を開かず，目も合わせな

いような子どもたちに会うこともあります。しかし，そうした子どもたちは必ずしも反抗的であるとか，面接を拒否しているというわけではなく，話してもよいのだろうか，話したいけれど大丈夫だろうかという葛藤の中にいるのかもしれません。私たちが子ども側からみた前提を理解していれば，子どもたちが安心するまでゆっくり待つという余裕が生まれてきます。

なお，細心の配慮のもとで行った面接であったとしても，面接自体がトラウマの再現でもあるため，面接後に症状が悪化するということは十分に起こりえます。そうした前提についても鑑定人自身がよく理解しておき，被害者（子ども）自身や家族に伝えるだけでなく，自分自身が不全感を抱き過ぎないようにすることも大切です。

被害児童の特徴についても理解しておく

人間の言語機能の発達は20代前半まで続くといわれています。子どもの言語発達というのは，まだまだ未成熟であり，特に10歳以下の子どもの場合には，言葉での表現力に大きな限界があります。嘘をついているわけではなくても，話しぶりによっては内容が変わってしまうということもあります。

また，虐待の被害児童の場合には，大人との関係が「支配－被支配」の関係になっている可能性があります。子どもにとって，私たち鑑定人も大人の一人ですので，支配者として見られている可能性があります。鑑定人の顔色をうかがって発言を翻したり，気に入られようとして笑顔をみせたりすることもあります。また，被害内容について聞いていくなかで，正直に告白したことを褒められたいという気持ちから，実際には受けていなかった被害内容まで話し始めることもあります。児童虐待は，身体的虐待，性的虐待，心理的虐待とネグレクトに大きく分類されていますが，それぞれの虐待は合併して起こっていることがほとんどです。被害児童から事情を聴取する場合には，今，見えている虐待だけではなく，他の虐待も合併

していないかを確認しながら面接を行うことが必須ですが，子ども側からの新たな告白があった場合には，「支配－被支配」の関係から作られたものではないかということにも一定の注意を払いながら，面接を行うことが大切です。

そして何よりも，子どもたちが萎縮してしまわないようなリラックスした環境や関係作りを心がけることが重要になります。

記憶について

　子どもの場合，特に7歳から8歳くらいまでは，言語による記憶よりも五感による記憶のほうが優位だといわれています。ですから，状況について説明を求めるときなどには，子どもたちの五感による記憶のほうにアプローチしていく方法もあります。たとえば「そこは何かの匂いがしましたか？」とか「カーテンはどんな色だった？」とか，「どんな音が聞こえた？」，「そこは明るかった？　暗かった？」といったように，五感による印象から記憶を引き出していきます。

　人は誰でもそうですが，強く印象に残ったこと，関心のある事柄のみに記憶が偏ってしまうということがあります。また，子どもの場合は大人よりも記憶が失われやすいという特徴もありますから，子どもから過去に関する記憶をうまく引き出すためには，多少の手がかりを提示する必要がある場合もあります。誘導しないように手がかりを提示するというのはとても難しい作業です。しかし，忘れたいほど辛い出来事であれば，なおさら自然に記憶が引き出されるということは考えにくいですので，より慎重に記憶を引き出すような手助けをしてあげる必要があります（図10-2）。

　ただし，オープンクエスチョンのほうがイエス，ノーによるクローズドクエスチョンよりも2.5倍の情報量が得られるという研究もありますので，あくまでも最初はオープンクエスチョンからはじめる必要があります。それでもなかなか話せないような場合に選択肢を与えたり，記憶の鍵となるようなキーワードを与えるといった順番で行うようにしましょう。

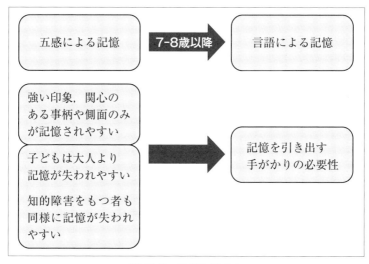

図10-2　記憶システム

被暗示性について

　被暗示性とは簡単にいうと，暗示のかかりやすさをいいます。一般的に10歳以下の場合には被暗示性が特に高いといわれています。これまでの経験では，年齢による違いよりも，より個人の特性，能力やパーソナリティ傾向などのほうが大きな影響を与えていると考えています。知的障害のある人についても，被暗示性が高いことが知られています。

　被暗示性の高さを調べる心理検査もありますので，子どもや知的障害のある人に対して鑑定を行う場合には，はじめに被暗示性に関する検査を行い，個人の特性や傾向を確認したうえで面接を進めていくようにしています。

　被暗示性は言語能力の高さによっても影響します。たとえば，こちらからの質問をどの程度理解しているかということや，言葉で自分の考えを表現する能力によっても異なります。ですから，あらかじめ彼らの持つ言語能力についても簡単に査定してから面接に臨むようにしています。

子どもの場合には，ファンタジーを持ちやすいというのも特徴のひとつです。通常，事実確認する際には，「（推測は交えずに）事件について自分が確実に知っていること，確実に見たことだけを答えてください」と説明してからはじめることが多いのですが，子どもの場合は，どこまでが現実で，どこからが非現実なのかが曖昧な場合もあります。子どもにとっては，自分が考えていることを「現実」と呼ぶのだと思っていることもありますので注意が必要です。あらかじめ確認されている客観的事実などがあれば，面接者側が，供述調書などから状況を正確に把握したうえで面接に臨みます。子どもたちの発言のなかで，客観的な事実と食い違う点があれば，その際には「そこにはほかにも誰かいましたか？」「そう思ったのはどうして？」などと聞いてもよいでしょう。大きな声や，早い口調は責められているように感じて，発言を翻すこともありますので気をつけてください。

　大人（面接者）への不信感や恐怖感は，子どもたちだけでなく，知的障害者の被暗示性も助長するといわれています。どんなときにも安心感を持ってもらえるように振る舞うことが最も大切なのです。

年少被害児童から話を聞くための場面設定

　年少の被害児童から話を聞くための場面設定とは，どんなことに留意すればよいのでしょうか。たとえば，面接の場所はどうするのか。部屋の明るさはどうするのか。部屋の広さはどれくらいが子どもにとって心地良いのか。部屋の温度はどうするか。壁や床の材質は冷たい印象を与えないか。そういった細かい部分まであらかじめ検討しておく必要があります。

　面接の場所が決まり，室内のセッティングも終了していたら，最初に「部屋の探検」などと称して，子どもと室内を歩いてみるのもよいかもしれません。あらかじめおもちゃやぬいぐるみ，絵本などをセッティングしておき，「この部屋にはこんなおもちゃがあるよ」などと声をかけながら室内を回ると，好きなおもちゃやぬいぐるみを手に取ったりすることがあ

りますので，手に取ったおもちゃなどは，面接の席の近くにおいてあげると安心するかもしれません。

面接の前にはリラックスしてもらうために音楽を流しておくこともあります。

また，子どもの場合にはトイレに行くタイミングがわかりにくいことがあります。トイレに行きたくなると集中力も落ちて落ち着きがなくなりますので，面接の前には必ずトイレに行ってもらうようにします。また，面接がはじまると，緊張感や遠慮の気持ちから，トイレに行きたいと言えずに我慢してしまうこともありますので，「いつでもトイレには行けるので，言ってくださいね」などとはじめに声掛けしておいてもよいでしょう。

また，面接の際には飲み物や場合によってはおやつも用意します。被害の状況については言葉ではなく，絵に描いてもらうこともありますので，画用紙や筆記用具も準備しておきます。

面接の開始時には，最初に何分くらい面接を予定しているのかといった大まかなスケジュールを伝えておきます。そして，面接者として複数の大人がいる場合には，「この人は警察の○○さんですよ。一緒にお話を聞かせてください」というように必ず全員を紹介し，それぞれの大人がどういう役割でここにいるのかについても説明します。

子どもの年齢が低かったり，知的障害がある場合，はじめにたくさん説明してしまうと，かえって理解できないだろうといった配慮から，細かい説明は控えたほうがよいと考えるかもしれませんが，ほとんどの場合は理解できています。倫理的側面から考えても，必ず説明するようにしてください。

録音や録画をする場合にも本人の許可を取ってから行ってください。

事前の確認事項

子どもに対する面接を行う際には，保護者の同意も必要となります。そ

の際には，子どもの身体の状態や発達度，言語能力などに関する情報をあらかじめ収集しておきます。そのためには日常の様子を聞いておくことが大切です。多動傾向はないか，注意が散漫ではないか，面接に対して不安・恐怖を抱いていないか，緊張しやすいのかといった行動や感情の様子をうかがいながら，知能や発達の状況についても概ね査定しておきます。以前に面接を受けたことがあるケースであれば，前回の様子から，さまざまな概念の理解や言語能力の発達度についても確認できるかもしれません。そうした査定の結果を踏まえて，環境設定をしていくことになります。

話を聞くための原則（はじめに意識しておきたいこと）

　子どもによっては，単独で面接をしたほうが話しやすいケースと，親などが近くにいたほうが話しやすいケースがあります。これについても本人の希望や保護者の意見などを踏まえたうえで，決定していきます。
　また，子どもの場合には集中できる時間に限界がありますので，面接時間はできるかぎり長くなりすぎないように心がけ，ポイントをつかんだ質問ができるよう準備しておく必要があります。
　同意の取り方にも注意が必要です。ほとんどの子どもたちは「これでいいですか？」と聞かれると，もし内容をほとんど理解していなかったとしても，うなずいてしまいます。つまり，うなずくという仕草にも「わかりました」という場合もあれば，「わかりませんでした」という場合もあるのです。だからこそ，子どもにとって自分の意見を言える雰囲気や関係性をつくることが大切になるのです。そのため，以前には，2つのおやつを見せて「どっちのおやつがいい？」などと聞き，子どもが自主的におやつを選ぶことができるかを確認したり，あえて間違ったふりをして，子どもが選ばなかったほうのおやつを差し出したときに，自分から「こっちじゃないよ」と言えるのか，あるいは素直に受け取るのかといった行動をさりげなく観察し，面接者との関係性を確認したこともありました。

子どもたちから話を聞くための原則は，子ども自身に面接主導権を握ってもらうことです。子どもたちの答えには，正しい／間違いはありません。まずはそのままの言葉を受け取ってください。

　事件時の状況を知っているのは子どもだけです。私たちが客観的な情報から推測するよりも，子どものほうがたくさんの情報を持っているはずです。たとえ客観的な事実と異なっていた発言があったとしても，子どもがその時点で受け取った認知や感情こそが，子どもの身に起こった真実なのかもしれません。大人が推測しすぎたり，何度も問いただすことによって，子どもたちからの発言が少なくなり，ますます真実から遠ざかってしまう危険についても理解しておくことが大切です。

話を聞くために

注意しておきたいこと8項目

　子どもたちから話を聞くなかで，実際に注意しておきたいことがいくつかありますので項目別に見ていきましょう。

(1) 話していいこと，話さないほうがよいことの区別ができない

　通常，鑑定面接では，面接のはじめに黙秘権について説明します。しかし，子どもや知的障害者の場合には，話していいこと，話さないほうがよいことの意味を十分に理解していない可能性もあることを理解したうえで話を聞いていく必要があります。

(2) 真実だけを聞こうとすると何も聞けない

　事実と創作を区別するために「本当にあったことだけを話してね」と伝えることがあります。しかし子どもの場合には，本当にあったことの区別が曖昧になっていることもあります。そのため，あまり真実を聞き出すことばかりに執着すると，かえって沈黙が多くなったり，「わからない」「知らない」という発言が増えてしまったりする恐れもあります。「わからな

い」が持つ意味については後にも説明がありますので参考にしてください（p.161 参照）。

（3）矢継ぎ早の質問や細かすぎる質問は不安を強くする

「そのときはどうしたの？」「そのあとは？」「それで？」などと矢継ぎ早の質問や細かすぎる質問は，自分の発言は不十分だったのかと感じさせたり，当時の行動を叱責されるかもしれないと心配させたりしてしまうことがあります。ある程度の概要を把握したら，すくなくともその場ではあまり細かく質問しすぎないようにし，追加の質問についてはきちんと整理をした後に，本当に確認しておかなければならないことだけを聞き直すようにしましょう。

（4）繰り返しの質問にも注意する

繰り返しの質問にも注意が必要です。何度も同じ質問をされると，子どもは「やっぱり信じてもらえなかった」「答えを変えたほうがいいのかな」と考えてしまいがちです。繰り返しの質問によって記憶まで変化させてしまうこともありますので質問事項は慎重に検討しましょう。

（5）疑問詞のみの質問は避ける

オープンクエスチョンを心がけるときに，疑問詞のみで質問していることがあるかもしれません。特に驚いたときなどには「えっ，なんで？」などと咄嗟に聞き返してしまっているのではないでしょうか。しかし，疑問詞のみでの質問はときに語気が強くなったり，乱暴な印象を与えてしまったりすることがあります。自分の回答に対して「なんで？」と聞き返されること自体が，発言を非難されたり，否定されたように感じてしまうこともあるでしょう。「なんで？」という質問をするとしたら，「○○ちゃんは，どうしてそういうふうに考えたの？」とか「そうしたのはどうしてかな？」というように，省略せずにセンテンスで質問するだけで，かなり印象が変わりますので，疑問詞のみの質問は避けましょう。

(6) 事実と異なった発言については，まずは自分の情報を疑う

客観的な事実と異なった発言があった場合，確認のために質問し直さなければならない場面もあります。しかし，それはあくまでも面接者側の情報に誤りがあったことを是正するための質問だという姿勢で聞くことが大切です。子どもは驚くほど大人の反応に敏感なところがありますので，もし子どもの発言を疑うような表情をすればすぐに気づいて，その後の面接が困難になることもあります。

(7) 沈黙の後の発言ほど大切な回答

答えはゆっくりと待つようにしましょう。子どもの場合には，大切な回答ほど時間がかかってしまう傾向があります。子どもたちなりに「本当に話していいのかな」とか「話しづらいな」などと不安を感じているために，沈黙の時間が長くなっているのかもしれませんので，面接者側がゆっくりと待てる余裕を持つことが大切です。

一方で，本当に答えが見つからずに困っていることもあります。何か答えなければというプレッシャーがかかると，子どもは期待に応えようと，ない事実まで答えてしまったり，憶測で答えてしまったりすることがあります。プレッシャーを与えないような配慮も必要になります。

(8) 時系列にこだわらない

子どもの記憶は曖昧で，断片的にしか覚えていないこともたくさんあります。面接の場合には時系列で話を聞いていくことが多いと思いますが，子どもは必ずしも時系列に記憶しているとは限りません。断片的な記憶，わかっている情報から糸を手繰り寄せるという方法が有用な場合もあります。

言葉の使い方

子どもの場合，言葉の使い方にも留意する必要があります。原則とし

て，できるだけ簡単な単語を使い熟語は避けるようにします。文章も短いほうがわかりやすいでしょう。また，"それ"とか"あれ"といった**代名詞**を使うと，何を指しているのかわかりづらいので，代名詞も極力使わないようにしています。

「〜じゃないよね？」というような質問をしてしまうことがあるかもしれません。しかし，これは**否定疑問文**といって，否定をしているのか疑問文なのかわかりにくい複雑な文章です。あるいは「〜しない子なんていないよ」「理由がないなんてことはないはずだけど？」という**二重否定文**も，私たちは普通に使っていますが，これも，子どもにとっては，複雑な文章で，話の要旨がわかりにくいので，こういった否定疑問文，二重否定文も避けたほうがよいでしょう。

「〜された」という**受動態**の文章を間違えずに使いこなせるようになるのは10〜13歳以上ともいわれています。被害児童の会話のなかでは「○○に〜された」と「○○が〜した」を区別しないまま使っていることもありますので，注意して話を聞く必要があります。事件とは別の文脈で，受動態を使った質問をしてみるなどして，能動態と受動態を明確に使い分けることができるのか確認しておくのもよいでしょう。

信頼関係

子どもから話を聞けるかどうかは，話を聞く大人との信頼関係にかかっています。この人になら，打ち明けてもよいと感じてもらうことが前提です。これは被害児童だけでなく，成人の被告人との関係においても，あるいは司法面接だけではなく，一般臨床の精神科面接の場面でもやはり信頼関係が第一にあることは忘れてはなりません。

感情的な反応に対して

子どもとの面接のなかでは，時に感情的な反応が出てくることがありま

す。泣く，笑う，おどける，怒るというのはわかりやすいと思うのですが，子どもの場合には，

- 指をしゃぶる，口唇をかむ／なめる，洋服をかむ
- 落ち着きをなくす，そわそわする
- 過度に動き回る，退室する，トイレに行く
- 何かを握る，物を投げる

こういった行動，仕草を通して，感情を表出する場合もあります。このような特徴がみられた場合には，現在の話題が子どもにとって侵襲的で傷つきやすい内容になっている可能性があります。まずは自分の面接の中で傷つけるような質問をしていなかったか，あるいは何か辛い記憶を想起するようなキーワードがなかったのか振り返り，二次被害を与えないように気をつけましょう。

　また，感情的な反応が出たときには，不安な感情を抑える必要がありますので，子どもとの面接をはじめる前に，保護者たちから，その子にとっての安心材料が何であるのかの情報を聞いておくとよいでしょう。たとえば，お気に入りのぬいぐるみなどを持参してもらうのもひとつの工夫でしょう。

沈黙／「わからない」が続いたら

　子どもたちが黙り続けてしまったり，「わからない」という返答が続いてしまったりするような場合もあります。

　沈黙やわからないといった背景には，次のようなことが考えられます。

- 知らない
- 覚えていない
- 質問の意味が理解できない

・うまく答えられない
・質問を避けたい（答えたくない）

どうして沈黙しているのか、どうして「わからない」という答えが続いているのかをよく考えてみてください。そのうえで、私たちが取る対処としては、原則に戻るということです。簡単な言葉に置き換えてみるとか、質問に対してどう感じたかを聞いてみる。あるいは信頼関係ができていないために沈黙になっているようであれば、信頼関係作りからやり直す必要があります。

こうしたことを繰り返していくなかで、しっかりとした信頼関係の土台が作れれば、沈黙や「わからない」という返答は徐々に減ってくるはずです。

道具の活用

性的な虐待を受けた子どもたちに対する面接の中では、道具を使用したほうがよい場合もあります。たとえば、絵を描いてもらったり、指人形などで表現をさせたりします。

アナトミカル・ドールといって人体を再現して作られた人形を用いて、子どもの身に起こったことを聞いてみることもあります。人形を使うメリットとして、身体の部位や理解の確認ができる、詳細な記憶を喚起させやすい、誤った申告が少ないといったことがあげられます。一方で、アナトミカル・ドールを使って自分がどんなことをされたかを表現することが、子どもにトラウマになるのではないかという議論もありました。

しかし、言語能力の点でも、特に年齢的に7歳以下の子どもでは言語ですべて説明するというのは難しいと考えられます。むしろ人形を使ったほうが、面接も短時間で済むという点では、侵襲的ではないかもしれません。いずれにしても使用にあたっては、個々の子どもたちの能力などによって判断する必要があるでしょう。

被害児童への面接の場合のクロージング

　面接の最後には，訂正したいこと，言い忘れたことがないか，何か質問はないかなどについて確認します。また，話してくれたことに対して「ありがとう」という感謝の気持ちを伝えたり，ごほうびとしておやつやシールを渡すこともあります。
　次の面接の予定が決まっている場合には，その確認もしておきます。
　そして最後は明るい話題で終結し，勇気づける必要があります。子どもたちとの信頼関係作りの際に話題に出た遊びやテレビ番組のキャラクターなどの話をしてもよいでしょう。一方で，保護者に対しては帰宅後の様子を観察してもらったり，何か気になる行動や普段と異なる様子がみられたときの対処方法などを伝えて面接を終わります。
　面接をどういう形で終わらせるかということに関しては，子どもの年齢やケース，事件によっても異なります。ここまでに述べてきたことをすべて実践する必要はありません。自分自身のやり方で工夫してみてください。

子どもの面接は難しい

　子どもの面接は，大人の面接よりも難しいともいわれています。それは供述がとれないことが多いからです。では，どうして子どもたちは語らないのか。その答えのひとつとして，子どもたちは「**傷ついているから**」という理由があります。これは，被害児童の面接だけでなく，加害少年たちの面接にも共通する所見です。何かに傷ついているから，彼らは話したくない，あるいは話せない状況になっているのかもしれません。
　「知らない」「黙っている」というのは，逆に言えば，何かがあったサインだとも言えます。「何か言えないことがあった」からこそ「知らない」と答える。「その人物を知っている」からこそ黙ってしまうのかもしれま

せん。傷ついた気持ちにどれだけ寄り添い，信頼関係を築けるのか，面接者の技量が試されるときでもあります。

第11章

被鑑定人から学ぶ
——被告人たちとの対話

精神鑑定とは

　最後に，私が精神鑑定を通じていろいろ経験してきたなかで，被鑑定人から教わったことをまとめてみました。一緒に振り返ってみたいと思います。

　精神鑑定というのは，**事件を起こした人の責任能力**などを**判断するため**，その人の**精神状態について調べること**です。それが私たち鑑定人の主な役割です。

　精神鑑定では事件を起こした人はどのような人物なのか，何か精神障害があるのか，事件に疾病が関係していたのかなどについて精査します。

　人物像を知るためには，その人が生まれてから成長し，はじめは家族だけだった人間関係が友人，社会へと徐々に広がり，そして，自立していくというすべてのプロセスについて，細かく調べていかなければなりません。見る角度によって，あるいはその人が見せている角度によって，人物像も異なるかもしれません。家庭内ではどうだったのか。学校ではどうだったのか。職場ではどうだったのか。本人だけでなく，周囲の人たちからもいろいろな情報を集めながら，その人物がどういう顔を持っているのかということをまとめていきます。

実際の像は報道とは異なる

　不可解な事件が起こると，事件の動機を探るために精神鑑定を依頼されることもあります。特に少年による重大犯罪の場合には，彼らの一面，事件の一部だけに注目して，センセーショナルに報道されることもあります。

　「人を殺す経験がしたかった」「むしゃくしゃして殺した」というような記事を見ると，社会的には，この少年はなんてひどい少年なのだろうと思うかもしれません。しかし，センセーショナルに報道されるその像は本当の姿なのかと疑問に思うことがあります。実際に私が鑑定で出会った少年たちは，センセーショナルに報道されていた像とは違っていました。

発達障害のケース

　発達障害の場合には，特にその障害像が誤解されているように感じることがあります。周囲が発達障害の特性を理解していないために発生している誤解です。そこで，どのように発達障害の特性が事件に結びついてしまうのかについて，いくつかのケースを通して見ていきたいと思います。

　Hさんは20代の男性で，窃盗と公務執行妨害の事件になったケースでした。事件の概要は，万引きをしようとしているHさんを見つけ，店員が声をかけたところ，振り払って逃げようとしたため，警察に通報され，警察署に連行されたということでした。Hさんは，中度の知的障害があり，自閉症スペクトラム障害をもつ方でした。

Hさんに起こった出来事の流れ

　Hさんがどうして事件につながってしまったのか。その流れを見ていきましょう。

Hさんは平日は毎日，事業所で勤務していました。事業所の近くにはコンビニエンスストアがあり，Hさんと同じ事業所の利用者もよく立ち寄っている店舗でした。Hさんは普段はほとんど寄り道をしないのですが，たまたま送迎のバスの時間が大幅に遅れたため，そのコンビニエンスストアに立ち寄ったようでした。

　店に入るとお菓子売り場に突進し，商品の陳列棚の周りをグルグルと回りました。また，気に入った商品を何回か手に取ったり棚に戻したりした後，何も買わずに店から出ようとしたところを店員に呼び止められました。そして，万引き容疑で警察に通報されてしまったのです。

　店員によればお菓子売り場をうろうろし，おまけ付きのお菓子を盗んだということでした。かけつけた警察官がHさんから話を聞こうとしたところ，傘を振り回して逃げようとしたため，パトカー3台が急行して警察署に連行されてしまいました。

　カバンの中には盗んだとされるおまけ付きのお菓子が入っていましたが，その後，カバンの奥のほうに他の店で買ったレシートも入っていたことがわかり，万引きの容疑は晴れ，釈放されました。

　Hさんにはレシートを捨てずにためこむというこだわりがありました。普段から捨てるのが嫌で，部屋の中やカバンの中はグシャグシャになったレシートで溢れかえっていましたので，母親が時々こっそり捨てていました。しかし，このときばかりは，そのこだわりが功を奏し，ためこんでいたレシートのおかげでHさんは助かったのでした。

Hさんの視点から事件を振り返ると

　ではHさんの視点からこの事件を振り返ってみましょう。Hさんはたまたま入ったコンビニエンスストアで，自分が買った商品と同じおまけ付きのお菓子を見つけました。自分が買ったものと同じ商品があることでうれしくなり，商品棚の周りをグルグル回りながら，同じ商品であることを確認し，そのあと商品を手に取ったり，戻したりしていました。もちろ

ん，盗む気はなかったので，最後には商品を戻し，自分が他店で買ったお菓子はカバンにしまって帰ろうとしたところ，呼び止められたというわけです。

その後，かけつけた警察官に突然後ろから「おい！」と声をかけられました。私たちも後ろから突然声をかけられたらとても驚くと思いますが，Hさんは自閉症スペクトラム障害をもっていたため，突然の声掛けによってパニックになってしまいました。そしてパニック状態の中で傘を振り回してしまったため，パトカー3台が急行し，警察署に連行されてしまったということでした。

警察署に着いてからも，問題が生じました。Hさんは言語的なコミュニケーションは苦手です。知的障害があるだろうということは警察官も想像していたようですので，厳しい取り調べはされなかったと思いますが，Hさんとしてはどうして突然知らない場所に連れてこられたのか理解ができません。無理やり帰ろうとして，さらに暴れてしまったのかもしれません。保護者の話では，彼のジーンズのズボンには広範囲にコーヒー飲料をこぼしたシミがついていたということでしたので，おそらく取調室で暴れてこぼしてしまったのかもしれません。やっと保護者と連絡がとれ，保護者がHさんを迎えに行ったときにはズボンのシミはすっかり乾ききっている状態だったそうです。コンビニエンスストアで逮捕されてから保護者が迎えに行くまでの約4時間，Hさんがどんなに不安な気持ちで過ごしていたのか，どういう気持ちで暴れてしまったのかを考えると，同じようなことが再び起こらないように私たちも何か社会に働きかけていかなければならないと感じた出来事でした。

どうしてこういう結末になってしまったのかという点では，社会ではまだまだ発達障害の特性が理解されていないということも大きく影響していると思われます。たとえば，このコンビニエンスストアは事業所のすぐ近くにあったため，普段から事業所に通っている発達障害，知的障害をもっている人も利用していました。もしも事前に事業所から障害特性について説明されていたら，あるいは店側も障害特性に対して理解があったとした

ら，警察には通報されなかったかもしれません。

また，警察官も発達障害の特性を理解していたら，後ろから突然声をかけることも，Hさんが傘を振り回すこともなく，結果としてパトカーを3台も急行させるような事態にはならなかったと思われます。そう考えると，発達障害の特性を社会に正しく伝えていくことが，今後の課題のひとつといえるのかもしれません。

想像力の障害

発達障害のある人が事件に結びつくケースとしては，想像力の障害によって起こるこだわりや興味，関心の偏りが原因になることもあります。

たとえば，IQが120と非常に高い，自閉症スペクトラム障害の少年がいました。その少年は『メリーポピンズ』[注24] を観て，メリー・ポピンズのように傘で空を飛びたいと考えていました。そしてある日，実際に実験してみたくなり，赤ちゃんに傘を結びつけてマンションのベランダから落とそうとしたのです。それは実際に確認したいという純粋な探究心からの発想でした。実験開始直前で母親によって赤ちゃんは助けられたのですが，あと少し遅ければもしかしたら赤ちゃんの生命にも危険が及ぶような出来事に発展してしまっていたかもしれません。

また，髪の匂いへの関心が強い自閉症スペクトラム障害の青年が，バス停で並んでいた小学生の女の子たちに近づいて，髪の毛の匂いを嗅ごうと顔をこすりつけたというケースもありました。子どもたちから話を聞いた母親が警察に通報し，それは確かに事実ではあったのですが，自閉症スペクトラム障害の青年に顔をこすりつけられた女の子は，そのときに驚いて転んでしまい，ケガをしてしまいました。そのため女の子の母親は，青年が無理やり女の子を押し倒して，わいせつな行為をしようとしたのではな

(注24)『メリーポピンズ』：1964年にウォルト・ディズニー・カンパニーが製作したミュージカル映画。メリー・ポピンズという魔法使いが傘を使って空を飛ぶシーンがある。

いかと勘ちがいして，慌てて警察に通報したのでした。これらの行為は罪名でいえば，強制わいせつと傷害ということにもなりかねません。このように発達障害のある人は，その障害特性によって，トラブルに巻き込まれやすく，それは加害者側にも被害者側にもなりえます。ですから普段から，家族や支援者，学校教諭や事業所のスタッフなどが地域社会とのコミュニケーションを密にし，お互いが気持ちよく生活できる社会になるような取り組みが期待されています。

Hさんから教えてもらったこと

私がHさんから教えてもらったことは，「**障害特性をよく知ってください**」，「**必要なときに正しく説明してください**」ということです。自閉症スペクトラム障害のある人は自分の特性を的確には説明できませんので，支援者らが彼らの特性を彼らが生活する地域の人たちに伝えておく必要性を感じています。

髪の毛の匂いを嗅ごうとした青年は，障害特性のために髪の匂いには関心がありますが，女の子を傷つけようとか身体に接触しようとしたわけではありません。しかしそうした特性や，彼の行動の意味を説明する人が誰もいなかったら，強制わいせつの犯罪者として警察に逮捕されていたかもしれません。

法廷の場でも同様のことが生じる可能性があります。これまでにも発達障害のある人による数々の犯罪がマスコミを通してセンセーショナルに報道されてきましたが，どうして事件が起こってしまったのかという機序や彼らの障害特性についてきちんと裁判官や裁判員に説明できる人，支援者がいなければ，必要以上に刑期が長くなってしまうような可能性もあるのです。

日本の法律では，付添人以外には，障害者の代弁をするような法的権限がある人物はいまのところ定められていません。ですから，現状では精神鑑定に関わる私たちや，これから精神鑑定をやってみようという精神科医

たちが，そうした役割の一旦を担っていく必要があるのかもしれません。

知的障害のケース

2例目は知的障害のケースで，第9章のワークショップで鑑定面接記録の重要さを紹介したGさんです。Gさんは67歳の男性で，前科17犯の窃盗事件の被告人です。飲食店の従業員控室に侵入し，置いてあったバッグから現金とキャッシュカードを窃取しました。Gさんは中等度の知的障害があり，以前に行った知能検査ではIQ37と測定されていましたが，私たちの行った鑑定ではIQ47でした。

Gさんは鑑定面接の中で「仕事さ，あったら，かっぱらいさ，しねぇ」と言っていました。現代社会の状況を見てみると，たしかに彼の発言はあながち間違ってはいないのかもしれません。

次の図は2014年に矯正施設に新しく入所した人たちのIQを示したデータです（図11-1）。

矯正施設にいる21,866人のなかで，IQが69以下の者が20.4％を占めていました。この20.4％の人たちがどんな犯罪を行ったかというのが図11-1の右側のグラフです。窃盗が65％にのぼっており，Gさんのように IQが低く窃盗を繰り返しているような人がたくさんいることが推測されます。そう考えると，彼らが社会に出たときに，同じような犯罪を繰り返さないようにするためには，どのような支援が必要であり，かつ有効であるのかについて考えることは，社会にとっても喫緊の課題ではないかと思います。

Gさんから教えてもらったこと

私がGさんから教えてもらったことは，「**犯罪の背景にある理由を聞いてください**」，「**障害特性や環境に応じた介入**を"**早い段階**"**でお願いします**」ということです。Gさんは鑑定面接の中で仕事があればかっぱらいは

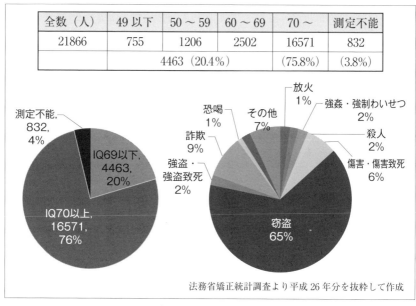

図 11-1　新受刑者の IQ 分類とその罪名

しないと繰り返していました。67歳のGさんが，今，刑務所から出てきたとしてもすぐに仕事に就ける保証はないかもしれません。また，知的障害のあるGさんの場合には，たとえ17犯の窃盗歴がなかったとしても，自立した生活が送れるほどの収入のある仕事には就けていなかったかもしれません。しかし，Gさんは仕事をしたいという気持ちをずっと持ち続けていました。67歳になった今も仕事があればかっぱらいはしないと私に訴えるくらいなのですから，もしも30年前にGさんが，理解のある支援者と出会い，適切な住居を探し，能力に合った仕事に就き，障害特性や環境に応じた介入がなされていれば，前科17犯にはならなかったのではないかと思います。犯罪を繰り返し，刑務所を出たり入ったりする生活に彼自身も傷ついてきました。もし，安定した社会生活を送ることができていたら，Gさん自身も幸せだったと思いますし，適切な介入により刑務所に入る人員を減らすことができれば国家財政的にもメリットがあるのではないかと考えられます。

第 11 章　被鑑定人から学ぶ——被告人たちとの対話　173

刑務所の中にいる2割の人たちを減らすためには，社会の中で，誰にどの段階でどんな介入をすべきかについて，社会がもう一度考えなければいけないことを思い出させてくれたケースでした。

さて，Gさんのケースについては，もうひとつ伝えておきたいエピソードがあります。67歳という私よりもずっと年上のGさんが，もうすぐ精神鑑定が終わるというときに，「人生で一番話を聞いてくれた人だ」と言って，涙を流して鑑定が終わることを惜しんでいたのです。彼は17回の犯罪を繰り返すなかで，数回ではありますが，精神鑑定も行われていましたし，たくさんの弁護人にも会ってきました。出所後に施設に入所していた時期もありましたし，福祉的支援を受けるために地域でIQ検査を受けたこともありました。そのなかで地域福祉のスタッフとも出会ってきたはずです。それにもかかわらず，たった1～2カ月前に出会った私が，Gさんの人生のなかで一番たくさん話を聞いた人だと言われたことに大変驚きました。

Gさんによれば，彼は小さい頃から知的障害があったために，いじめを受けていました。学校に行っても馬鹿にされるので，学校にはあまり通っていなかったようです。ある日，他人の畑に入って隠れてイチゴを食べていたところ，畑の主人に見つかって「どろぼう！」と怒鳴られたそうです。しかしその後，おかみさんがザルいっぱいのイチゴをこっそりと持ってきてくれ「隠れて食え」と言ってくれたそうです。Gさんは当時のことを思い出し，そのときのイチゴが美味しかった，優しい人もいるもんだといった話を，涙を流して話してくれました。

私は，Gさんが，そういった約60年前のエピソードを思い出して一生懸命語ってくれることに非常に心を打たれました。Gさんは中学を卒業して，東京に上京し，はじめは土木関係のアルバイトに就いていましたが，やはりアルバイト先でも馬鹿にされ，次第に窃盗を繰り返しながら生活するようになっていったそうです。Gさんの話をじっくり聞き，何らかの支援につながることができていれば，Gさんには違う人生があったのではないかと痛感した瞬間でした。

私は精神鑑定を通してＧさんに出会うことができ，たくさんのことを学びました。そしてＧさんも出会えて良かったと言ってくれていました。鑑定のなかでは治療や支援はできませんが，こうした出会いはその後の人生を考えるにあたって非常に重要だったのではないかと思います。そして，これから精神鑑定をやってみようと考えている方には，ぜひ被疑者・被告人の話をじっくりと聞いてほしいと思います。もしかすると，それだけでも次の犯罪の抑止力になるかもしれません。

　Ｇさんは，出所したら連絡すると言ってくれました。実際にＧさんが連絡するかどうかは別として，そんな気持ちで，自分はひとりではないと思えることは大切だと思います。出所後に頼るところがあるという気持ちで何カ月間かの受刑生活を送るのと，出所後はどうしようかと不安な気持ちで送る何カ月間かの受刑生活は全然違います。鑑定人がじっくりと話を聞くことが，被告人にもたらす影響についてエピソードを交えてお伝えしました。

裁判になったケース

　精神鑑定を通して見えてくる被疑者・被告人の実際の姿は報道とは異なるという話は先にも述べましたが，実は裁判になったケースでも同じように感じたケースがありました。

　Ｉさんは20代の殺人を犯した男性です。幻覚・妄想状態で，女性をナイフで滅多刺しにして殺害してしまったという事件です。鑑定の結果，Ｉさんは自閉症スペクトラム障害と診断されました。

　取り調べの段階では，「謝罪はできません」の一点張りで，法廷の場では，「僕はこれからも生きていかなくてはならないと思います」「亡くなった方の分まで精一杯生きていきます」と堂々と発言したために，傍聴席にいた被害者の家族の心情は決して穏やかではなかったと思います。

　しかし，どうしてＩさんが謝罪ができないと言い張っていたのか。その背景をきいてみると「死んだ人には（もういないので）謝れないから」と

説明してくれました。そこで私が「死んだ人にも家族がいて、その遺族に謝罪の気持ちを伝えることは、死んだ人への謝罪にもつながるんだよ」という話を丁寧に説明したところ「ああそうだったんですか」と言って謝罪の言葉を述べ始めました。

　また、法廷の場でのIさんの「これからも生きていかなければならないと思います」という発言にも背景がありました。Iさんは拘置所の中で自分が犯した罪を振り返り、抑うつ状態に陥ってしまいました。そうした事態に気づいた弁護士が拘置所の中で自殺されては困ると考え、「生きて償わなければならない」と助言したのでした。それを受けたIさんは、辛くても生きて償わなければいけないのだと感じ、先ほどの「僕はこれからも生きていかなくてはならないと思います」「亡くなった方の分も精一杯生きていきます」という発言につながったのでした。

　裁判の結果、Iさんには実刑が下されました。そして、その後、服役中のIさんとの手紙のやりとりのなかで、彼は今回の事件について非常に後悔し、ショックを受け、どうしてこんなことになってしまったのだろうと、自分で自分を責め続けていました。そのなかでは、死んで謝るしかないと考え、自殺を図ろうとしたこともあったようです。

　そんなIさんが、服役中の刑務所の中から私に送ってくれた手紙の一部がこちらです。

　　自分で自分を恨みに思いたい気持ちでもどかしく、人間として少しでも成長できているのだろうかと毎日悩んでいます。償いきれるはずがない被害者の生命のことを考えるほど、後悔が毎日ふくらんでどうして私はあんなにも愚かだったのだろうかととても大きな後悔をもちながら人間として生きていくのは苦しいと思っています……

　　　　　　　　　　　　　　※ご本人の許可を得て掲載しています。

　この手紙には、彼の精一杯の謝罪の気持ちが何枚にもわたって綴られていました。

この手紙を読む限りでは，最初に「謝罪はできません」と言い続けていた彼が書いた手紙だとはなかなか結びつかないかもしれません。発達障害のある人は，後悔の念がないとか，謝罪の気持ちがないなどと言われることがあります。先のような「謝罪はできません」という発言だけをもって，社会はなんて非情な人物なのかとみるかもしれません。しかし，この手紙から明らかにわかることは，彼らは反省をしていないとか，謝りたくないというわけではないということです。自分の辛い気持ち，謝罪の気持ちをどのように表現していいのかがわからなかっただけなのです。

鑑別所でも……

　同じような誤解のエピソードはほかにもみられます。たとえば，三食残さず食べ，夜も眠れているという少年に対して，社会からみると「あんな事件を起こしておいて，よく食欲があるね」とか「夜もよく眠れているらしいね。ちょっと反省の色が足りないんじゃないか」などと非難されることがあります。しかし，鑑別所では，職員が食欲や睡眠などについて注意して観察しており，もし食事を残していたら，「どうしたの？　ご飯はちゃんと食べたほうがいいぞ」などと勧めることもあります。多少食欲がなかったとしても，担当の職員を心配させないためにがんばって全部食べているのかもしれません。

　ほかにも，同級生をナイフで刺して死亡させてしまった少年がいました。鑑別所に送られた少年は，全く謝罪の気持ちを語らず，自分がその同級生から受けてきたいじめへの恨みばかりを述べていましたので，反省がないと思っている職員もいたようです。しかし，少年は同級生を刺した後，すぐに教師らに連れられて別室に移動させられましたので，最後に見たのは，同級生の服に血がにじんでいる光景で，その後被害者がどのような怪我を負ったのか，今，どうしているのかといった情報は全く知らされていなかったわけです。

　実際には被害者の同級生は亡くなってしまったのですが，そうした結末

については，少年を気遣う付添人らの配慮のもと何も知らされていませんでしたから，少年は，自分はナイフで刺したけれど，もう1カ月も経っているし，きっとまた学校に復帰しているにちがいないとさえ考えていたのです。事件の結末も知らされず，自分がやったことの大きさも受け入れられていない段階で，謝罪ができていないとか，反省の色が足りないと言われても，まだ未熟な少年たちには，そこまで推し量って考えることは難しいのかもしれません。また，もし現実の結末を知らされていたら，この少年の発言は変わっていた可能性も考えられます。

そう考えると，たとえ少年であっても，ある時点で現実に直面させる必要があるのかもしれません。

捜査〜精神鑑定〜法廷における疑問

こうしていくつかのケースを見ていくと，特に発達障害や知的障害のあるケースでは，まず，彼らが裁判官や裁判員たちの質問の意図をちゃんと理解しているのかという点で疑問があります。また，自分が考えていることをうまく表現できないというだけでなく，彼ら自身も自分が誰に何を望んでいるのかがよくわかっていない可能性もあります。

そういう彼らの本音を引き出すことは非常に難しい作業ではありますが，難しいからこそ，特に法廷のような場においては，社会的コミュニケーションに困難がある彼らの意図や考えを正しく伝えるための通訳のような役割が必要なのではないかともあらためて感じています。

そのなかでは，社会は何をもって後悔の念としているのかということも含めて再考し，場合によっては付添人あるいは鑑定人らが，適切に代弁していかなければならないでしょう。

近年，ようやく触法行為を行った発達障害や知的障害のある人たちへの支援の必要性についても理解が進みつつあり，地域で発生した小さなトラブルに対しても，早期に支援者たちが介入できるような仕組みを作ろうと取り組んでいるNPO法人もあります。

今後は，私たち一人ひとりが彼らの障害特性を理解し，社会全体で障害のある人たちを支えていけるようなシステムが作られることが期待されます。

付　録

精神鑑定書　〈参考見本〉

※以下に示す精神鑑定書は，鑑定書の見本を示すために，
　複数の事例を組み合わせて著者が作成した架空の事例を
　もとに創作したものです。

鑑定書書式・別紙型 ver. 4.0s

精神鑑定書

1. 被告人	氏名　　鑑定太郎（かんていたろう）（男性） 生年月日　○年○月○日（現在：満○歳　事件時：満○歳）
2. 鑑定事項	1. 被告人の犯行当時における精神障害の有無及び程度 2. 犯行当時被告人が精神障害を有していた場合，それが犯行に与えた影響の有無，程度及び影響の仕方（機序） 3. 現在の被告人の精神障害の状況
3. 鑑定主文	1. 被告人は，本件犯行当時，295.90 統合失調症（DSM-5 精神疾患の診断・統計マニュアルによる）に罹患していた。また被告人は，その精神障害によって，本件犯行当時，重篤な症状を呈していた。 2. 上記の精神障害により，被告人は本件犯行当時も幻覚や妄想などのさまざまな病的症状を持続させており，それらの症状は本件犯行の動機，犯行時の思考，行動に影響を与えていた。とくに本件犯行直前に呈していた幻覚症状（幻視及び幻聴）は，被告人の恐怖感や不安感を急激に増大させるきっかけとなり，そうした恐怖から逃れるために自殺を企てたところ，それを制止しようとした家族を家族と認識できず，混乱した状態のなかで，自己防御のために攻撃したものである。 3. 被告人は，現在においても妄想型統合失調症に罹患しており，幻覚や妄想などの病的症状を呈している。なかでも不定期に出現する激しく長時間にわたる幻覚症状は本人にとって非常に侵襲的な体験であり，幻聴の命令に従って大声で叫ぶなどの行動も観察されている。今後もこうした症状が持続すれば，自殺や他害行為の契機となる可能性もある。また，被告人は本件犯行によって家族全員を失った。このことで非常に失望し，現在は自責感や抑うつ感も強

	めている。したがって，刑事施設，医療施設のいずれで処遇されるとしても，引き続き継続的な治療を受けることが必要である。
4. 診断	本鑑定では，検察官および弁護士から提供された資料一式（被告人の取り調べ時の録音録画記録を含む）を閲覧し，12回（各約2時間）の被告人面接，医学的検査（脳血流SPECT検査，脳波検査，心電図，胸部X線検査，血液検査，尿検査，一般身体検査，神経学的検査），心理検査（ウェクスラー成人知能検査第Ⅲ版，コース立方体，統合失調症認知機能簡易評価尺度日本語版：BACS-J，自己評価式抑うつ尺度：SDS，こころの理論と社会常識に関する問題，ミネソタ多面的人格目録：MMPI，Y-G性格検査，ラザルス式ストレスコーピングインベントリー：SCI，自我態度スケール：EAS，絵画欲求不満テスト：PFスタディ，ロールシャッハテスト，文章完成法：SCT，司法版－文章完成法：F-SCT，家樹人物描画法：HTPP，風景構成法）を実施した。 その結果，米国精神医学会によるDSM-5によれば，被告人は本件犯行当時および現在も統合失調症に罹患していると判断した。 被告人の症状と経過をまとめると以下のようになる。 被告人は，X−8年頃より，些細なことを機に職場の同僚にだまされているのではないかと勘ぐるようになり，次第に同僚らに見張られている，何かを仕組まれているのではないかという猜疑心を強めるようになった。X−7年○月頃には「だれかに狙われている」という不安感や恐怖感が急激に強まり，勤務中に交番に逃げ込み，保護されたことがあった。これを機に同年○月○日，A市立B病院精神科（以下B病院）を受診し，「特定不能の精神病性障害の疑い」の診断で通院治療を受けたが，2回の受診で通院を中断した。 その後も，周囲への猜疑心は変わらず，転職後も「何

かに狙われてる。ヤクザともつながってて，大きな組織のヤツらに見張られていて怖くなった」と述べ，恐怖感から自宅に引きこもった生活を送るようになった。そのような生活のなか，X－5年○月には，そうした不安感や恐怖心が強まり，自殺しようとして，マンションの屋上で大騒ぎしたこともあった。そのため，X－5年○月○日両親に付き添われてB病院を再受診し，同日より3カ月間，統合失調症の診断で入院治療を受けた。

しかし，B病院を退院後，新しく就職した会社でも「自分に意地悪をする人がいる」などと感じて，長くは続かなかった。

X－2年○月に株式会社Cに転職後も，同僚が自分の悪口をSNSで流しているのではないかと猜疑心を強め，心理的ストレスから体調を崩して次第に欠勤する日も増えていった。X－1年○月頃からは，陰の組織に命を狙われていて，「会社のトラックに爆弾が仕掛けられているのではないか」とか，「高い所から突き落とされるのではないか」などと考え，「陰の組織に殺されるんじゃないか」という恐怖心をますます強め，同年○月に株式会社Cも退社した。しかし，こうした恐怖心について家族には「（たとえ話したとしても）信じてもらえない。また具合が悪くなって入院させられると嫌だから」という理由で話さなかったという。

株式会社Cを退職後は無職になったことで，両親との口論も多くなった。また，アパートの隣人が嫌がらせのために大きな音を立てたり，悪口を言っている，近所に不審な車が停まるようになり，自分を監視しているなどと考え，陰の組織に狙われているという考えの確信を強めるようになり，X年○月○日，本件犯行に至った。

したがって，被告人は「陰の組織に殺される」という強固な訂正不能な妄想を長期間にわたって持続させており，X－1年からは，大きな音や自分の悪口などの幻聴も出現していたことがわかる。逮捕後の拘置所内での生活においても，突然「殴れ」という命令性の幻聴が聞こ

	えたり，黒い人影が廊下を横切ったり，居室をのぞきこんだりといった幻視の存在を訴えている。 　こうした被告人の症状と経過の特徴に基づいて，DSM-5精神疾患の診断・統計マニュアルに従って判断すると，被告人は「295.90統合失調症」に該当する。 　参考として，別の診断基準であるICD-10精神および行動の障害のガイドラインに従って判断すると「F20.0妄想型統合失調症」に該当する。
5. **各障害と事件の関係**	(1) 本件犯行時 　犯行前日，X年○月○日の午後○時頃，被告人は布団に入ったが，横になっても眠れず，「誰かに監視されている。命を狙われている」といった恐怖感を急激に強め，金属バットを持って布団の上に座り込み，両親に陰の組織のことについて朝まで話し続けて，一睡もしなかったという。そして，X年○月○日朝○時頃，起床してテレビをつけると「アナウンサーが黒い影に変わって睨みつけ，自分の行動を監視していることが直感でわかった」といい，「公共の電波まで操ることができるのは相当大きな組織しかない」「やはり殺される」と察知し，ゾクゾクして血の気が引き，急激に恐怖感を強めた。そして，「殺されるのは時間の問題」「この恐怖から逃げるためには，もう死ぬしかない」と考えた。そして，被告人が，台所に置いてあった包丁を手に取り，自分の首を刺して自殺しようとしたところ，「黒い影がバッと目の前にきたんで，咄嗟に包丁で刺し」，「そうしたら，誰かがひもで首を絞めようとしたので，その手をほどいて，振り向いて刺した」という。その後，黒い影ともみ合っていた際に足下にあったストーブを蹴飛ばしてしまい，ストーブが倒れて火がついたという。そして，次の瞬間，両親が床に燃え移った火を消そうとしている姿を見て，自分が包丁で刺した黒い影は，両親だったのではないかと頭をよぎったという。そして，被告人はそのまま火に巻かれて自殺をしようと考え，火の中に立ち

	尽くしていたが，あまりの熱さと苦しさに自然に身体が動いて窓から外に出たという。 　被告人によれば，この後の記憶はなく，次に気がついたのは病院のベッドの上だったという。 (2) 精神症状と事件の関係 　被告人の供述によると，被告人はX－8年頃より漠然とした不安や被害妄想を抱くようになり，何度かの精神科治療の機会がありながらも治療は継続せず，独自の判断で中断してきた。X－1年○月頃からは，「陰の組織に狙われている」という妄想をさらに強め，「殺される」と考えるようになった。本件3カ月前からは，身の回りで起こる様々な出来事を自分に結びつけて考え，恐怖心を強めていった。そのようななか，本件犯行直前に，被告人にとって理解できない不可解な幻覚を体験し，公共の電波も操るような，自分には手に負えない陰の組織に狙われているということを確信した。そして，非常に強い恐怖感のもと，混乱した状態で，この恐怖から逃れるためにはもう死ぬしかないと考え，自殺目的で包丁を持ったところ，自分の目の前に黒い影が現れたため，咄嗟に黒い影を刺し，また後ろから首を絞めてきた相手を刺したというものであり，統合失調症に起因する幻覚，妄想などの諸症状に影響されて，本件犯行に至ったものと思われる。
6. その他 　参考事項	被告人は，現在においても統合失調症に罹患しており，幻覚や妄想などの病的症状を呈している。なかでも不定期に出現する激しく長時間にわたる幻覚症状は本人にとって非常に侵襲的で，幻聴の命令に従って殴りかかるなどの行動も観察されている。今後もこうした症状が持続すれば，自殺や他害行為の契機となる可能性が極めて高い。 　また，被告人は本件犯行によって家族を失った。このことで非常に失望し，現在は自責感や抑うつ感も強まっ

		ているため，継続的な治療が必要である。
7.	鑑定日付 鑑定人署名	以上の通り鑑定する。 　　平成〇年〇月〇日 　　　　鑑定人　安　藤　久　美　子
8.	添付別紙	（本体別紙）鑑定人に対する留意事項 （別紙1）事件概要，鑑定経過等 （別紙2）家族歴 （別紙3）生活歴・現病歴／既往歴等 （別紙4）犯行前後の精神状態 （別紙5）心理学的検査所見 （別紙6）医学的検査所見

あとがき

　人は誰でも人生のなかでたくさんの人と出逢い，学び，そして成長します。そのなかでは，ときにひどく傷つけられることもあれば，一方で，言葉には表せない大きな温もりを与えられることもあります。そして，そうしたすべての出逢いが，今の自分という人間を作り上げる糧となっているのだということを日々感じています。

　著者は，これまでに精神鑑定を通してたくさんの被告人たちと出逢ってきました。

　ある16歳の少年は，家族をナイフで滅多刺しにして殺害しました。逮捕後は，事件の動機はもちろん，生い立ちについても「わからない」「覚えてない」の一点張りで，鑑定中もほとんど何も語りませんでしたが，根気強く20回近い面接を重ねました。鑑定最終日，「もう何も聞けないだろう」と諦めて面接終了を告げました。迎えに来た刑務官に連れられて面接室を出ようとしたその時，少年は「手紙，書きます」とだけ小さくつぶやき，静かに退室していきました。ばつの悪そうな，はにかんだような，16歳そのままの照れた笑顔だけを残して。これまで2カ月間，全く開くことのなかったこころの扉の向こうに，はじめて光がさした瞬間でした。

　他にも決して忘れることのないたくさんのエピソードがあります。最後まで共犯者を庇い，嘘をつき通した少年，はじめて詐病を告白した前科8犯の老女，鑑定終了後に「（刑務所を）出たら，しゃねるのこおすい（シャネルの香水），おくります」と手紙をくれた知的障害のある放火犯，「人生で一番話を聞いてもらった人」と涙を流した累犯窃盗の老人，今でも著者との手紙のやりとりを通じて贖罪作業に取り組んでいる殺人犯の青年，なかには死刑判決を受けた被告人もいました。そのひとりひとりから，どれほど多くのことを学んだのかは到底，言い尽くせません。

本書は，こうしたたくさんの被告人たちとの対話と，精神科臨床を通じたさまざまな経験のなかから生まれた一冊です。そうした思いであらためて本書を振り返ると，これまで出逢ってきたすべての人たちへの感謝の気持ちがあふれてやみません。

本書の執筆にあたっては，はじめて精神鑑定を行った東京医科歯科大学時代にご指導賜りました山上皓先生，小西聖子先生，ご多忙のなか，数々の心理検査にご協力いただきました科学警察研究所の渡辺和美先生に感謝申し上げます。また，カナダの Queen's University に留学中にご指導賜りました Julio Arboleda-Florezs 教授，米国 Case Western Reserve University に留学中にご指導賜りました Phillip Resnick 教授にも厚く御礼申し上げます。当時の北米における最新の司法精神医学や，精神鑑定ならびに鑑定人尋問の実際等を目の当たりにし，深く感銘したことを今でもはっきりと覚えています。

そして，これまでほぼすべての鑑定例においてご指導いただき，著者を一から育ててくださいました東京医科歯科大学教授 岡田幸之先生には，心より御礼申し上げます。そのご指導なくしては本書を執筆することはできませんでした。

また，第9章に掲載しましたワークショップへの参加を快く引き受けてくださった河野稔明先生，中澤佳奈子先生，津村秀樹先生，武田裕子先生，伊藤理沙先生，佐藤秀樹先生にも心より御礼申し上げます。このワークショップにより，精神鑑定の基本は一般臨床と共通するものであるということを示すことができたのではないかと思います。

そして，司法精神医学の重要性に深くご理解を示し，このたびも出版という貴重な機会を与えてくださいました星和書店 石澤雄司氏，企画の段階から陰ながらご支援いただきました近藤達哉氏，本書の編集にあたって最後まで根気強く著者を支え，ひとかたならぬご尽力をいただきました桜岡さおり氏には，あらためて深く感謝と御礼を申し上げます。

そして，どんなときも，こころの支えとなるかけがえのない家族に感謝

します。

　最後に，本書を通じて，精神鑑定に関心を抱く臨床家が増えますとともに，司法精神医学のさらなる発展に貢献することができれば望外の幸せに存じます。

2016 年 5 月

　　2015 年，本書の完成を待たずに逝去した最愛の父に捧げます

〈著者〉

安藤久美子（あんどう　くみこ）

精神科医，医学博士。専門は司法精神医学，児童精神医学。
国立精神・神経医療研究センター精神保健研究所 司法精神医学研究部 精神鑑定研究室長。
東京医科歯科大学大学院卒業後，東京医科歯科大学難治疾患研究所 犯罪精神医学教室に勤務する傍ら，児童精神医学，少年犯罪を学ぶ。Queen's University（Forensic Psychiatry）に留学。帰国後，関東医療少年院で矯正教育に携わった後，医療観察法施行開始時より国立精神・神経センター病院 医療観察法病棟勤務。その後，東京医科歯科大学 犯罪精神医学教室 特任准教授を併任。平成20年より国立精神・神経センター精神保健研究所 司法精神医学研究部 専門医療・社会復帰研究室長を経て，平成25年より現職。
訳書に『暴力のリスクアセスメント』（J・モナハン著，共訳，星和書店，2011）などがある。

精神鑑定への誘い

2016年6月17日　初版第1刷発行
2016年7月15日　初版第2刷発行

著　　者　安藤久美子
発 行 者　石澤雄司
発 行 所　㈱星和書店
　　　　　〒168-0074　東京都杉並区上高井戸1-2-5
　　　　　電話　03（3329）0031（営業部）／03（3329）0033（編集部）
　　　　　FAX　03（5374）7186（営業部）／03（5374）7185（編集部）
　　　　　http://www.seiwa-pb.co.jp

Ⓒ 2016　星和書店　　　Printed in Japan　　　ISBN978-4-7911-0935-7

・本書に掲載する著作物の複製権・翻訳権・上映権・譲渡権・公衆送信権(送信可能化権を含む)は(株)星和書店が保有します。
・JCOPY〈(社)出版者著作権管理機構 委託出版物〉
本書の無断複写は著作権法上での例外を除き禁じられています。複写される場合は，そのつど事前に(社)出版者著作権管理機構（電話 03-3513-6969，FAX 03-3513-6979, e-mail：info@jcopy.or.jp)の許諾を得てください。

暴力のリスクアセスメント

精神障害と暴力に関する
マッカーサー研究から

J・モナハン他 著
安藤久美子、中澤佳奈子 訳
A5判　220p　2,800円

この数十年間で、精神障害の診断と治療は大きな進歩を遂げてきたが、精神病患者は暴力的であるという考えは根強く残っている。本書は、マッカーサー暴力リスクアセスメント研究を中心に、暴力リスクファクターに関する最新研究をレビューし、予防の第一歩である暴力の予測について検討。リスクアセスメントの正確さ・効率の向上を図る臨床ツールを提示する。

発行：星和書店　http://www.seiwa-pb.co.jp　価格は本体(税別)です

HCR-20 第2版
（ヒストリカル／クリニカル／リスク・マネージメント-20）
暴力のリスク・アセスメント

C.D.Webster 他 著　吉川和男 監訳　岡田、安藤、菊池 訳
A5判　112p　3,000円

司法精神科における患者の攻撃性の評価を目的に開発された評価スケール。3つのスケール（計20項目）から構成されており、問題行動の要因を巧みな組み合わせで評価。

HCR-20 コンパニオンガイド
（ヒストリカル／クリニカル／リスク・マネージメント-20）
暴力のリスク・マネージメント

Kevin S. Douglas 他 著
吉川和男 監訳　岡田、安藤、菊池、福井、富田、美濃 訳
A5判　192p　3,600円

精神保健における暴力のリスク・アセスメントの世界標準ツール「HCR-20」を用いて具体的なリスク・マネージメントを計画・提供する際に必要となる情報を提供。

暴力を治療する
精神保健におけるリスク・マネージメント・ガイド

アンソニー・メイデン 著　吉川和男 訳
A5判　320p　3,600円

本書は、リスク・アセスメントにまつわる問題を、ことごとく整理してくれている。そのリスクを適切に評価し、薬物療法などにより患者に応じた適切なケアを行えば未然に防ぐことが可能である。多くの事例や研究報告を基に解説する。

発行：星和書店　http://www.seiwa-pb.co.jp　価格は本体（税別）です

サイコパス
冷淡な脳

ジェームズ・ブレア 他 著　福井裕輝 訳
四六判　264p　2,800円

サイコパスすなわち精神病質者への理解は危急の課題である。本書は、この疾患の定義から最新の生物学、遺伝学までを網羅し、幅広く病態への理解を促す。卓越した専門家による最前線の研究成果である。

宮﨑勤精神鑑定書別冊
中安信夫鑑定人の意見

中安信夫 著
A5判　函入　640p　15,000円

幼女連続誘拐殺害事件被告人に対する、中安鑑定人による精神鑑定書全文を、ほぼ原文のまま収録。類似事件の続発する昨今の状況が、筆者に鑑定書の公表を決断させた。

精神科医療事故の法律知識

深谷 翼 著
A5判　函入　344p　9,320円

精神科医療事故に関する基礎知識、さらに、実際に裁判で争われた各種精神科医療事故の裁判例を紹介。特に、その事故がどのようにして引き起こされたのかを詳説。精神科医療関係者必携の書。

発行：星和書店　http://www.seiwa-pb.co.jp　価格は本体(税別)です

医療観察法と事例シミュレーション

武井 満 編著
A5判　172p　3,800円

医療観察法の目指す高度な医療体制をわかりやすく解説し、精神医学と精神科医の果たすべき役割を追求する。触法精神障害者の事例では医療観察法下でいかなる治療がなされるかをシミュレーション。

触法精神障害者への心理的アプローチ

壁屋康洋 著
A5判　232p　2,800円

医療観察法病棟での実践に基づく本書は、法で求められている再他害行為の防止と社会復帰を効果的に進めるための心理的アプローチを報告。付録「おだやかブック」と「発見プログラム」が役立つ。

非行と犯罪の精神科臨床
矯正施設の実践から

野村俊明、奥村雄介 編
A5判　146p　2,800円

矯正施設——刑務所、拘置所、少年院、少年鑑別所——での、触法精神障害者の治療体験をもとに、数多くの事例を提示。「矯正施設」という特殊な環境のなか、どのように治療を施していくのか。

発行：星和書店　http://www.seiwa-pb.co.jp　価格は本体(税別)です

月刊 精神科治療学 第24巻9号

〈特集〉触法精神障害者の治療の現状と課題

B5判　2,880円

本特集では医療観察法の運用の実際、矯正施設における治療の実際、性犯罪や地域サポートといった今日的問題を取り上げた。

月刊 精神科治療学

第17巻4号　〈特集〉司法精神鑑定 I
第17巻5号　〈特集〉司法精神鑑定 II

B5判　各2,880円

〈第17巻4号 目次より〉刑事精神鑑定の国際比較／医療判断と法律判断／ほか
〈第17巻5号 目次より〉法廷での鑑定人／酩酊の司法精神医学的判断／ほか

季刊 こころのりんしょう à·la·carte 第28巻3号

〈特集〉精神鑑定と責任能力

吉川和男 編集　B5判　1,600円

裁判員裁判を踏まえ、精神鑑定についての正しい知識を、一般の方にもわかりやすくQ&A形式で解説。また、わが国の責任能力判断の問題点を鋭く突き、精神鑑定の本来あるべき姿を提示する内容ほか、司法の最先端で活躍する精神科医、法学者らの力作論文が満載。

発行：星和書店　http://www.seiwa-pb.co.jp　価格は本体(税別)です